Dr. med. Gertrud Grimm

Das Blutzuckerbuch – Diabetes mellitus Typ II ganzheitlich behandeln

Dr. med. Gertrud Grimm

Das Blutzuckerbuch
Diabetes mellitus Typ II ganzheitlich behandeln

In Frage und Antwort.

– Erfahrungen aus 50-jähriger Praxistätigkeit –

lehmanns media

Impressum

Bibliografische Information der Deutschen Nationalbibliothek
Die Deutsche Nationalbibliothek verzeichnet diese Publikation in der Deutschen Nationalbibliografie; detaillierte bibliografische Angaben sind im Internet unter `http://www.dnb.de` abrufbar.

Wichtiger Hinweis

Die Vorschläge, was die Dauer der Einnahme der Arzneien betrifft, sind nicht verbindlich, diese können und sollen variiert werden, falls im Heilungsverlauf unerwartet Probleme auftauchen oder der Patient das eine oder andere Präparat nicht verträgt, bzw. die Erstverschlimmerung anders als erwartet verläuft.

Weder Autor noch Verlag haften für irgendwelche Schäden.

Helmholtzstr. 2-9
10587 Berlin

Umschlag: Jasmin Plawicki
Foto Umschlag: Bild von Phil Hearing via unsplash.com
Satz & Layout: LaTeX (Zapf Palatino) Volker Thurner, Berlin
Druck und Bindung: Totem · Inowrocław · Polen
ISBN 978-3-96543-444-8 www.lehmanns.de

Inhaltsverzeichnis

Danksagung

Bedanken möchte ich mich bei Heidi für die Erstellung von 15 Büchern nach meinen Manuskripten.

Widmung

für Alina

Wichtiger Hinweis:

Alle Ratschläge, Rezepturen und Anwendungen im vorliegenden Buch wurden von mir über Jahrzehnte mit bestem Erfolg erprobt. Dieses Buch richtet sich sowohl an Laien als auch an Therapeuten. Laien sollten ohne Beratung eines erfahrenen Behandlers keine Applikationen vornehmen. Weder Autor noch Verlag haften für irgendwelche Schäden.

Dr. Gertrud Grimm

Vorwort

In diesem Buch sollen Wege aufgezeigt werden, wie man die Entstehung des Diabetes mellitus Typ II unter Einsatz der Selbstheilungskräfte verhindern bzw. auch die Zuckerkrankheit rückgängig machen kann. Folgeschäden sollen vermieden werden und eventuell bestehende gebremst oder gar geheilt werden. Es geht darum, die Selbstheilungskräfte, über die nirgends gesprochen wird, zu mobilisieren.

Die sanum-Therapie, die Eigenblut- und Eigenharnbehandlung sowie die miasmatische Homöopathie werden vorgestellt. Es sind Reiztherapien, auf die der Körper durch Mobilisierung der Selbstheilungskräfte antwortet. Die spezifischste und individuellste aller Reiztherapien ist die Homöopathie unter Berücksichtigung der chronischen Miasmen.

Begleitend zu diesen Behandlungsvorschlägen wird die Frischkost vorgestellt, die als Heilnahrung gilt.

1 Die ganzheitliche Behandlung des Diabetes mellitus Typ II

Durch Mobilisierung der Selbstheilungskräfte – in Frage und Antwort

Naturheilkundliche Behandlung des Diabetes mellitus Typ II

„Meine Schwester und mein Vater haben Diabetes mellitus Typ II. Ich bin 46 Jahre alt und meine Werte steigen langsam aber sicher an. Der HbA1c-Wert liegt bei 6,1 %, der Nüchternblutzucker bei 115–130 mg/dl. So fing's bei meiner Schwester auch an. Mein Hausarzt hat mir nur Diät verordnet, Arznei bekam ich keine. Ich will auch keine chemische Arznei, wenn es geht. Haben Sie aus der Naturheilkunde Hilfe für mich? Ich habe Angst vor Augen- und Nierenproblemen. Mein Vater hat damit schon jahrelang zu tun und außerdem mit immer wiederkehrender Unterzuckerung. Danke!"

Diabetes mellitus

Der Therapeut ist von Anfang an sehr stark auf die Mithilfe seines Patienten angewiesen. Ausreichend Bewegung an der frischen Luft, hauptsächlich Wandern, Radfahren, Schwimmen in offenen Seen. Dies dient zur Stoffwechselaktivierung. Ab Beginn der Behandlung streng vegetarische Ernährung einhalten, keine Eiweißmast wegen drohender Gefäßschäden an Augen, Nieren etc. Über 50% der täglichen Nahrung soll aus

Frischkost bestehen. Rohcafé Tee, den man aus der Schweiz beziehen kann, Teufen: 0041-71334666, sollte unbedingt getrunken werden, täglich 1 Tasse schluckweise über den Tag verteilt. Er stabilisiert, schützt vor zu hohem Zucker und vor allem auch vor Hypoglycämie. Ich habe ihn Jahrzehnte in meiner Praxis angewandt.

Zusätzlich soll auch zwischendurch der **Tee** nach F. Viehauser zum Einsatz kommen, und zwar 6 Wochen lang, dann 6 Wochen Pause und wieder von vorne. Rezept S. 228.

Um drohende Gefäßschäden zu vermeiden, empfiehlt sich 1x im Jahr eine **Ozonsauerstofftherapie** mit 10 Sitzungen und für die kleinen Gefäße (Auge, Ohr, Niere).

Zusätzlich 1x im Jahr eine **Hämatogene Oxydationstherapie**, zu 8 Sitzungen, jeweils 2x pro Woche. Allerdings ersetzt dies nicht den **Sport an der frischen Luft**.

Injektionstherapie:
1 Amp. Horvi-Enzym-Crotalus forte und 1 Amp. Horvi-Curare 5
zusammen aufziehen, i.m. spritzen, gleichzeitig, **getrennt**,
zusätzlich 1 Amp. Horvi-Enzym-C 33
2x pro Woche über 6 Wochen, eventuell nach einer Pause von 4–6 Wochen wiederholen, je nach Verlauf.

Orale Medikation:
Natrium chloratum D200, 2 Globuli 1x pro Monat, 5x insgesamt.
Datisca cannabina D4 und Syzygium jambolanum D2, im täglichen Wechsel, 3x je 1 Tablette pro Tag, 8 Wochen lang.

Im Anschluss:
Horvi-Enzym-Bufomarin forte liq. und Horvi-Nucleozym comp. 13 liq., jeweils 3–5x je 10 Tropfen pro Tag im Abstand von 5–10 Minuten langsam auf der Zunge zergehen lassen, **vor dem Essen**, 2 Monate lang.

Langzeittherapie:
Myrtillus Olplx und Syzygium Komplex (Hanosan), im täglichen Wechsel, nach Anweisung, über 2–3 Monate.

Danach kann **nochmals** zum Einsatz kommen:
Datisca cannabina D4 und Syzygium jambolanum D2, im täglichen Wechsel, 3x je 1 Tablette pro Tag, über weitere 3 Monate.

Bei **drohenden Augen- und Nierenproblemen** ist 2x im Jahr eine **HOT-Behandlung** angesagt (kein Ozon mehr), je 8 Sitzungen.

Orale Medikation:
Phosphorus D200, 2 Globuli, 1x pro Monat, mehrere Monate.
Crotalus horridus D6, 3x je 1 Tablette pro Tag, über etwa 6 Wochen.

Zusätzlich Injektionstherapie:
1 Amp. Ginkgobakehl D4 (sanum)
1 Amp. Mucokehl D5
1 Amp. Circulo Injeel
zusammen aufziehen, i.v. spritzen, 2x pro Woche, über 2 Monate, anschließend 1x pro Woche, über weitere 3 Monate.

Zusätzlich:
Propionibacterium avidum D5, je 1 Kapsel 2x pro Woche, über ½ Jahr.

Die Einnahme der sanum-Bakterienpräparate siehe S. 237.

Dazu Nierentee trinken, Rezept s. Seite 227.

Immer wieder zwischendurch:
1 Amp. Vitamin B12 + Folsäure (Hevert)
zusammen aufziehen, i.v. oder i.m. spritzen, zur Senkung des Hämatokrits, der bei den Diabetikern immer erhöht ist.

Bei sehr schwierigen Fällen und jahrzehntelanger Diabetes empfiehlt sich eine **Kur mit Placenta-Frischextrakt**. Dies wird 10x gespritzt, jeweils 5x pro Woche, Samstag und Sonntag Wochenend-Pause, jeweils 2 ml, i.m. oder tief s.c.

Hypoglycämie (Unterzuckerung)

Therapievorschlag:
Veratrum album D3, 3x hintereinander je 5 Globuli im Abstand von ungefähr 10 Minuten falls zur Hand.
1–2 TL Honig

Zusätzlich:
Rescue Remedy Tropfen, 2x je 4 Tropfen ebenfalls im Abstand von ¼ Stunde. Die Rescue Remedy Tropfen werden auf die Zunge oder auf die Innenseite der Unterlippe geträufelt.

Wie kann man die Kohlenhydrattoleranz erhöhen?

„Ich bin 56 Jahre alt, Malermeister, und leide an Diabetes mellitus Typ II. Ich habe schon auf so manches verzichtet, aber jetzt ist es aus mit dem Diät-Heini, mein Freund, 58 Jahre alt, hat nur nach Broteinheiten gelebt, seine Frau war äußerst streng und jetzt erlitt er beim Joggen einen Sekundenherztod. Mitten aus dem Leben, er fühlte sich wohl an diesem Tag. So, und jetzt habe ich meiner Frau, was die Diät betrifft, aufgekündigt. Gibt es denn keine Möglichkeit die Kohlenhydrattoleranz zu erhöhen? Kann man die Zuckerkrankheit denn wenigstens ein Stück weit heilen? Es gibt doch so viele Richtungen, so viele Möglichkeiten."

Ja, ganz wichtig ist die miasmatische Behandlung mit Erbnosoden. Diese machen die Erbgifte unschädlich. Beim Diabetes mellitus Typ II kommt die Nosode Tuberculinum Koch in Frage. Die Potenz und die genaue Einnahmeart und -dauer der Arznei muss ein Homöopath festlegen. Außerdem muss das Simillimum gefunden werden, das Ihnen ähnlichste Mittel, ebenso von einem erfahrenen Homöopathen. Auf diese Weise wird die Kohlenhydrattoleranz erheblich erhöht und die Krankheit wird ein Stück weit geheilt oder ganz rückgängig gemacht.

Die Ernährung muss zu 50 % oder mehr aus Rohkost bestehen, die Frischkost stellt eine Heilnahrung dar. Wenn Sie sich für 4–6 Wochen zu reiner Frischkost entscheiden können, dann können Sie von dieser Heilnahrung essen bis Sie satt sind ohne an Broteinheiten zu denken.

Homöopathische Behandlung des Diabetes mellitus

„Meine Freundin kam von den Tabletten Eugluvon 5 völlig ab, sie wurde von einem homöopathischen Arzt behandelt und sie bekam verschiedene Arzneien. Aber diese kann ich nicht so einfach auf mich übertragen. Ich habe keine Ahnung wie so eine Behandlung funktionieren könnte, aber ich möchte sehr gerne auch homöopathisch behandelt werden, ich nehme ½ Tablette morgens und halte strenge Diät. Können Sie mich über die Heilweise der Homöopathie ein wenig aufklären? Danke!"

Homöopathische Konstitutionstherapie (Typenmittelsuche)

Samuel Hahnemann (1755–1843) war Erfinder einer neuen, einzigartigen Heilmethode. Diese heilt nach dem Ähnlichkeitsprinzip sanft und anhaltend, es bedeutet, dass Ähnliches mit Ähnlichem geheilt wird. Das heißt, dass eine Substanz, die beim Gesunden Krankheitssymptome verursacht, gleichzeitig beim kranken Menschen dieselben Symptome heilt. Dabei wirkt die Substanz in potenzierter Form, sie wird verdünnt und verschüttelt. Z. B. ist Coffea arabica eine Arznei gegen Schlaflosigkeit, natürlich in verdünnter Form, in D30 bzw. D6 oder auch sehr hoch verdünnt. Apis mellifica, die Honigbiene, ist ein Mittel gegen Bienenstiche. Nun gibt es unter der Vielzahl der homöopathischen Arzneien jeweils das dem kranken Menschen ähnlichste Mittel, das Simillimum, auch Konstitutionsmittel genannt oder Typenmittel, und dies gilt es herauszufinden. Es beeinflusst Körper, Geist und Psyche gleichzeitig und heilt anhaltend. Außer seinem Simillimum braucht der Patient im Laufe des Lebens noch weitere Mittel, diesmal Simile genannt (ähnlich). Geeignete Arzneien bei Diabetes mellitus Typ I und Typ II sind:

Datisca cannabina, Syzygium jambolanum, Calcium carbonicum, Phosphorus, Barium carbonicum, Sulphur, Bryonia, verschiedene Erbnosoden wie Tuberculinum Koch und Luesinum.

Sie können nicht die Arzneien ausprobieren, die einer anderen Person verordnet wurden. Gerade auch in der Homöopathie wird nicht die Krankheit, sondern der Mensch behandelt. Und jede Person hat eine andere Persönlichkeit, andere Symptome, andere Schwächen und Stärken. In einem mehrstündigen Gespräch findet ein homöopathischer Arzt das passende Mittel für Sie und das hilft dann auch. Dann sinken Ihre Blutzuckerwerte. Sie werden sicherlich auch mehrere Arzneien bekommen, nicht auf einmal, sondern nacheinander, denn Diabetes mellitus ist eine ernstzunehmende chronische Erkrankung.

Ich nenne Ihnen kurz die Arzneimittelbilder der wichtigsten homöopathischen Arzneien gegen Diabetes, damit Sie schon mal etwas informiert sind, wenn Sie sich für eine homöopathische Therapie entscheiden.

Datisca cannabina D4 – passt für Patienten, die häufig mit Heißhunger zu kämpfen haben. Wird in der indischen Medizin häufig angewandt.

Syzygium jambolanum D2 – vorbeugend schon sehr wirksam, Unterzucker verschwindet meist völlig. Durst, Schwäche und Abmagerung sind kennzeichnend.

Calcium carbonicum D6 – passt für blonde Personen, die leicht schwitzen, phlegmatisch und verstopft sind, oftmals schlaff und fett.

Phosphorus D30 und D6 – Patienten sind gut gelaunt, freundlich, verbindlich, nervös und zappelig. Sie gehen nachts an den Kühlschrank, schlafen in kurzen Schlafperioden, wachen häufig auf. Meist handelt es sich um Schlaflosigkeit alter Leute.

Barium carbonicum D6 – eine Arznei für den Altersdiabetes, Patienten sind unentschlossen, haben ein schwaches Gedächtnis. Mangelndes Selbstvertrauen und eine senile Demenz fallen auf. Herzsymptome und erhöhter Blutdruck sind charakteristisch.

Sulphur D6 – die Patienten sind häufig dünn trotz hohem Appetit, schwitzen leicht, haben bereits um 11 Uhr am Morgen ein unerträgliches Leere- und Hungergefühl. Katzenschlaf ist typisch. Die schlimmste Haltung ist Stehen für diese Patienten. Diese Menschen sind sehr aktiv, rheumatische Beschwerden zwischen den Schultern, ziehende Schmerzen sind typisch.

Acidum phosphoricum D6 – die Patienten sind zart, rasch erschöpft, haben viel Durst, erholen sich von Krankheit und Kummer sehr schlecht, blaue Ringe um die Augen sind kennzeichnend. Über Tinnitus mit Dröhnen in den Ohren und Schwerhörigkeit klagen die Patienten oftmals. Aber am auffallendsten sind die geistige und psychische Schwäche.

Bryonia D6 – die Patienten sind stur, zornig, reizbar. Rheumatische Beschwerden mit stechenden, reißenden Schmerzen sind kennzeichnend.

Acidum sulfuricum – Schwäche, besonders im Verdauungstrakt, Verlangen nach Alkohol. Zahnfleischbluten, Hitzewallungen und ein mürrischer ungeduldiger Charakter fallen auf.

Natrium muriaticum D200 – zunächst als Einmalgabe bei Blutzuckerentgleisungen nach langem Kummer, eventuell nach 5–6 Wochen wiederholen, jeweils 2 Globuli.

Erbnosoden:

- Tuberculinum Koch D200 hilft beim Diabetes mellitus Typ II durch Beseitigung der Erbgifte.

- Luesinum Nosode D200/D1000 hilft beim Diabetes Typ I zur Eliminierung der Erbgifte.

Zusätzlich als Langzeitmedikation:

- Latensin D6 Tropfen/ D4/D6 Kapseln (sanum) zur Immunmodulation und
- Utilin D6 Tropfen/ D4/D6 Kapseln (sanum) ebenso zur Immunmodulation.

Die unterschiedlichen Reiz- bzw. Umstimmungstherapien beim Diabetes mellitus Typ II

„Ich bin seit kurzem Diabetiker, jeder in meinem Bekanntenkreis rät mir zu einer anderen ergänzenden Behandlungsmöglichkeit – außer der Schulmedizin. Ich zähle mal alles auf, was mir in letzter Zeit empfohlen wurde: Homöopathische Behandlung, Behandlung mit sanum-Präparaten und Regulierung des Säure-Base-Haushalts, Eigenblutbehandlung, Behandlung mit tierischen Toxinen der Firma Horvi, Behandlung mit Naturheilmitteln, Eigenharnbehandlung. Vielleicht können Sie mir auf die Sprünge helfen, wenn Sie mir die Unterschiede der diversen Behandlungsarten erklären. Danke!"

Bei der Behandlung mit **sanum-Präparaten** einschließlich der Regulierung des Säure-Base-Haushalts geht es um eine ganzheitlich Therapie, um eine Milieu- und Regulationstherapie. In einem gesunden Milieu können sich die Selbstheilungskräfte besser entfalten.

Die **Eigenbluttherapie** stellt eine Reiz- bzw. Umstimmungstherapie dar. Das eigene Blut an einem fremden Ort (Muskel, Unterhaut) wird als Reiz empfunden und der Körper antwortet durch Mobilisierung der Selbstheilungskräfte.

Die Firma **Horvi** bietet ein Naturheilverfahren an, das eine Enzym-Therapie darstellt. Ein Enzym-Wirkkomplex in Tiergiften von Schlangen, Kröten, Spinnen und Salamandern macht 75 % der Behandlung aus, die restlichen 25 % werden durch die Selbstheilungskräfte erbracht, welche durch die Enzym-Therapie in Gang gesetzt werden.

Bei der allgemeinen **Naturheilkunde** handelt es sich meist um Behandlung mit Pflanzenpräparaten sowie Tees und Ölen.

Die **Homöopathie** ist die spezifischste und individuellste aller Reiztherapien. Sie wirkt ausschließlich durch Mobilisierung der Selbstheilungskräfte und ist auf den Menschen abgestimmt, der sich ihrer bedient.

Die **Eigenurintherapie** dient der Mesenchymentschlackung bzw. Terrainsanierung durch Mobilisierung der Selbstheilungskräfte. Es handelt sich auch hier wieder um eine Reiztherapie mit verblüffenden Erfolgen: Harntrinkkuren, Harnfastenkuren und Harn-Wasser-Fasten kommen zum Einsatz. Die Patienten, die sich dazu entschließen können, werden fast immer von der Insulinspritze befreit.

Die Eigenbluttherapie hilft, die Kohlenhydrattoleranz erheblich zu erhöhen

„Ich habe vor vielen Jahren durch eine Eigenblutbehandlung Hilfe für meine chronische Infektneigung bekommen. Jetzt bin ich Diabetiker, kann mir da diese Therapie auch helfen?"

Ja, natürlich. Die Eigenbluttherapie ist eine Reiz- bzw. Umstimmungstherapie und der Körper antwortet, indem er seine Selbstheilungskräfte mobilisiert.

Am besten suchen Sie einen Heilpraktiker oder Arzt, welcher die Eigenblutbehandlung mit dem Hämaktivator-N nach Dr. med. Höveler vornimmt. Die Erfolge dieser Behandlung habe ich in der Praxis von Heilpraktiker Harald Krebs kennengelernt.

Es werden 12–15 Eigenblutinjektionen, anfangs 2x pro Woche, vorgenommen. 8,0 ml aktiviertes Eigenblut wird jedes Mal appliziert. Anschließend empfiehlt sich 1x pro Monat eine Auffrischung. Dem Eigenblut wird in diesem Fall kein anderes Medikament hinzugegeben. Aber 1x pro Woche empfiehlt es sich, auf die andere Gesäßhälfte das passende homöopathische Mittel zu injizieren, z. B. Syzygium jambolanum Injeel, Coenzyme Comp., Placenta Comp., Barium carbonicum Injeel, Datisca cannabina D30, Bryonia Injeel, etc., selbstverständlich je nach Arzneimittelbild.

Eine Tee-Kur nach Harald Krebs wäre angebracht, Rezept s. Seite 229.

Regulationstherapie mit sanum-Arzneien

„Meine Schwester, die 200 km entfernt wohnt, klagte über erhöhte Blutzuckerwerte. Tabletten waren noch nicht nötig. Sie wandte sich an einen Heilpraktiker, um nicht eines Tages doch an Diabetes mellitus Typ II zu erkranken. Sie bekam Arzneien der Firma sanum, z. B. sanuvis, Alkala T und Mucokehl. Die erhöhten Blutzuckerwerte gingen auf Normalwerte zurück. Fast hätte ich es vergessen, einen bestimmten Ernährungsplan bekam sie auch. Kennen Sie sich damit aus? Ist das eine nachahmenswerte Therapie? Danke!"

Das Prinzip der sanum-Therapie habe ich ausführlich ab Seite 236 beschrieben. Hauptziele dieser Milieu- und Regulationstherapie sind die Wiederherstellung eines intakten Säure-Base-Gleichgewichts und die Mobilisierung der Selbstheilungskräfte.

Wenn der Säure-Base-Haushalt im Gleichgewicht ist, dann gehen die Blutzuckerwerte zurück. Die Ernährung sollte ausgeglichen sein, Gemüse, Obst, Kartoffeln sollen bevorzugt werden. Eiweiß muss reduziert werden, Weißmehl und Zucker sollen im Haushalt keinen Platz einnehmen. Die Selbstheilungskräfte können sich in einem solchen Milieu besser entfalten.

Hunger, Hunger, Hunger und keine wirkliche Hilfe

„Ich bin Diabetiker Typ II, außer „fasten" und „hungern" höre ich nichts wirklich Hilfreiches von meinen Ärzten und meiner Familie. Der Augenarzt hat gesagt, mit erhobenem Finger, „es ist fünf vor zwölf". Ich habe eine diabetische Retinopathie und Zustand nach Katarakt, außerdem eine beginnende Niereninsuffizienz, aber den „Diät-Kasper" mache ich trotzdem nicht. Die haben alle gut reden. Mich plagt großer Hunger, am späten Vormittag, zwischen 11 und 12 Uhr muss ich zusätzlich essen, sonst falle ich um. Mein Süßhunger ist immens. Niemand konnte mir bisher helfen, was das extreme Hungergefühl betrifft. Man muss doch das Übel an der Wurzel packen. Ich habe gehört, aus der Homöopathie gibt es Hilfte!! Dank!"

Genauso ist es. Wenden Sie sich vertrauensvoll an einen erfahrenen Einzelmittelhomöopathen, welcher miasmatisch arbeitet. Er findet für Sie das passende homöopathische Mittel und der allzu große Hunger wird Sie nicht mehr plagen.

Ginseng hilft, die Kohlenhydrattoleranz zu erhöhen

„Was heißt denn nun genau, die Kohlenhydrattoleranz zu erhöhen? Gibt es Hilfe? Meine Freundin, auch Diabetikerin, schwärmt von Ginseng. Kann ich diese Pflanze auch mal ausprobieren?"

Aber Ja! **Der Ginseng ist eine kleine Wunderwaffe**.

Es gibt 5 Arten, aber nur 3 Pflanzenarten spielen eine große Rolle in der Medizin, nämlich der chinesische, der sibirische und der koreanische Ginseng. Das Nonplusultra ist der rote koreanische Ginseng. Selbst der sibirische Ginseng, der gar keine Ginsenoide enthält, aber botanisch zu den Ginseng-Arten gehört, enthält andere, sehr kräftige Wirkstoffe. Ginseng ist eine echte „Elite-Heil-Pflanze". Ginseng hilft beim Alterszucker, bei der Genesung nach Erkältungen, beim Altershochdruck, beim Chronischen Fatigue-Syndrom (CFS), beim Nachlassen der geistigen Leistungsfähigkeit und ist ein Immunstimulanz erster Güte. Die Zahl der Leukozyten, die für die Abwehr zuständig sind, steigt an. Auch die Psyche profitiert von diesem Geriatrikum, sie stabilisiert sich. Die Patienten schlafen wieder besser und tiefer.

Sogar die Haut sieht wieder jünger aus.

Hohe Blutzuckerwerte immer sonn- und feiertags, wenn ich zur Ruhe komme

„Ich bin Bäckermeister und Chef einer Großbäckerei. Ich bin insulinpflichtig und mein Blutzucker ist die ganze Woche konstant. Sonntags, wenn ich Ruhe habe, geht mein Blutzucker in die Höhe, obwohl ich mich auch dann immer ganz gewissenhaft ernähre. Ich habe auch schon gefastet, aber der Blutzucker reagiert nicht. Hilfe gibt es scheinbar keine. Ich bin ratlos. Oder wissen Sie eine Lösung? Sie sind meine letzte Hoffnung. Danke!"

Es gibt in der Homöopathie eine Arznei, sie heißt Iris versicolor. Ein erfahrener Homöopath kennt sich aus und legt Ihnen die Potenz fest und macht Ihnen einen Einnahmeplan. Mit diesem Mittel konnte ich Patienten mit Beschwerden, welche in Entspannung, in Ruhe auftraten, vor allem bei Diabetikern Typ II, gut helfen. Versuchen Sie es!

Hilfe von der Horvi-Enzym-Therapie

„Eine Bekannte von mir, auch 51 Jahre alt, schwört auf die Horvi-Enzym-Therapie. Sie hat damit große Hilfe bekommen, die Insulinspritze kann sie schon seit 1½ Jahren vergessen. Ich bin mit Tabletten eingestellt, aber ich wollte auch lieber eine naturheilkundliche Therapie versuchen. Was ist das für eine Behandlung, die Horvi-Enzym-Therapie? Ist das auch etwas für mich? Danke für Ihre Hilfe."

Die Wirkungsweise der **Horvi-Enzym-Therapie** habe ich ab Seite 236 beschrieben.

Es handelt sich um eine ganzheitliche Therapie auf naturheilkundlicher Basis. Die HET basiert zu 75 % auf echter Heilung durch die Horvi-Enzyme, enthalten in den Präparaten, und zu 25 % auf Wirkverstärkung durch Anstoßen körpereigener Heilungskräfte, kann akut und prophylaktisch eingesetzt und sehr gut mit anderen Naturheilverfahren kombiniert werden.

Sie können auf jeden Fall einen Heilpraktiker oder Naturarzt aufsuchen, welcher mit dieser Behandlung vertraut ist. Sie werden große Hilfe bekommen. Ich habe in meiner über 50-jährigen Praxistätigkeit mehrere Patienten betreut, welche sehr gute Erfolge mit der HET hatten. Teilweise konnten sie auch auf die Insulinspritze verzichten. Ein Versuch lohnt sich!

Ernährungsumstellung

„Wie kann ich mit richtiger Ernährung vorbeugen, dass der Diabetes mellitus wenig Chancen hat, auszubrechen? Mein Vater leidet an Diabetes mellitus Typ II mit Folgeerscheinungen wie dickes Blut mit Ge-

> fäßverstopfung (Zustände nach Schlaganfall und Thrombophlebitis). Das möchte ich mir gern ersparen."

Die richtige Ernährung lässt unser Blut, überhaupt unser Körpersäfte wieder fließen, dies ist enorm wichtig. Wo Fluss ist gibt es keinen Stau, keine Entzündung, keine Bluteindickung, keine Thromben, und somit keine Gefäßverstopfung. Die Erythrozyten, die in Geldrollen aneinandergelagert und verklebt sind, lösen sich bei entsprechender Ernährung wieder auf und können ihrer Aufgabe, Sauerstoff zu transportieren, wieder gerecht werden. Die Eiweißmast macht unser Blut zähflüssig und fördert die **Übersäuerung** in unserem Körper. Im Dunkelfeldmikroskop kann man die Geldrollenbildung der roten Blutkörperchen erkennen, unter Eiweiß-Fasten lösen diese sich sofort wieder auf. Ebenso verschwinden andere Merkmale des eingedickten Blutes, nämlich Fillite und Mucor-Symplasten bei Eiweißreduzierung sehr schnell. Unseren Eiweißbedarf sollten wir mit pflanzlichem Eiweiß decken. Wenn man täglich den Frischkornbrei nach Dr. Bruker isst und genügend Salate bzw. Gemüse, nimmt man ausreichend Eiweiß zu sich. Die pflanzlichen Hauptlieferanten für Eiweiß sind das Rohgetreide und Hülsenfrüchte. Sojaprodukte sollten nicht öfter als 2 x pro Woche verzehrt werden. Man muss auch nicht täglich Hülsenfrüchte auf dem Speiseplan haben, in jedem Gemüse ist Eiweiß enthalten. Der Frischkornbrei nach Dr. Bruker ist das Kernstück der vitalstoffreichen Ernährung und soll täglich 1x gegessen werden. Das Rezept finden Sie ab Seite 231.

Mehr dazu findet sich im Kapitel Eiweißfasten ab Seite 64.

Tabelle 1.1: Eiweißlieferanten

tierisch	pflanzlich
Jegliches Fleisch	Getreide
Fisch	Linsen/Bohnen/Erbsen
Meeresfrüchte	Nüsse
Milch	Samen
Ei	jegliches Gemüse

Meiden Sie Kuhmilch und Kuhmilchprodukte völlig, Sie können Ziegenmilch bzw. deren Produkte auf Ihrem Speiseplan stehen haben, besser aber Hafermilch, Sojamilch, Reismilch oder Dinkelmilch. Sojamilch oder Sojamilchprodukte sollten nicht öfter als 2x pro Woche zum Einsatz kommen.

Wenn Sie Pudding oder Cremespeisen zubereiten wollen, verwenden Sie Sahne mit Wasser verdünnt. Der Eiweißanteil der Sahne beträgt nur 2,5 % und ist damit zu vernachlässigen. Kuhmilch fördert Heuschnupfen, Allergien, Mittelohrentzündung, Angina tonsillaris, Bronchitis und vor allem Blasenentzündung, kurz: Kuhmilch schwächt die Schleimhäute. Das Blut verklebt, es wird zähflüssig, ebenso dickt die Lymphe ein.

Quark und Buttermilch sind ungünstig für die Herzkranzgefäße.

Camembert schädigt Pankreas und Leber sowie die Gallenblase.

Hartkäse wirkt auf Prostata und den Unterleib ungünstig.

Muscheln sind sehr schwermetallbelastet.

Garnelen führen zu Harnsäureerhöhung und in der Folge zu Gichtanfällen.

Eier sind sehr schädlich, diese entwickeln Gärgase, schwächen das Immunsystem und verkleben die Eileiter. Sie sind bei Menstruationsproblemen oftmals die Ursache. Verwenden Sie statt Eier Eiersatz vom Reformhaus.

Und noch ganz wichtig: Wärmen Sie nie etwas auf, es sollte alles frisch gekocht gegessen werden.

Beim Lagern und nochmaligem Erwärmen entwickeln sich nach Wilz **erhebliche** Schadstoffe.

Essen Sie nur 2–3 x pro Woche Brot, legen Sie stattdessen eine weitere Gemüsemahlzeit ein.

Meiden Sie weiterhin alle Arten von Zucker (weißer Zucker, Rohrzucker und Fruchtzucker), es entsteht ein saurer Stoffwechsel, süßen Sie mit Honig.

Streichen Sie Weißmehlprodukte aus Ihrem Speiseplan, statt dessen sollen Vollkornprodukte zum Einsatz kommen. Statt weißen Nudeln sollten Vollkornnudeln ohne Ei auf Ihrem Speiseplan stehen; statt weißem Reis sollte Naturreis gegessen werden.

Zu empfehlen ist das Essēner Brot vom Bäckermeister Stangl, mehr dazu auf Seite 230.

Und ganz wichtig: Trinken Sie niemals Bohnenkaffee, Schwarztee oder Grüntee, dies sind Gefäßgifte. Durchblutungsstörungen, Blutdruckschwankungen, Migräne und TIA sind die Folge.

Und nun eine Zusammenfassung der Nahrungsmittel und Anwendungen, die der Säurestarre entgegenwirken, die Alkalose im Blut fördern und somit die Abwehr fördern. Die Gefahr für akute und vor allem chronische Erkrankung sinkt.

Ananas (-saft), Äpfel mit Schale, Knoblauch, Bärlauch, Ginseng, jegliche Frischkost (Nüsse, Salate, Obst, Rohgetreide), NONI-Saft, Schwarzkümmelöl, Borretschöl-Kapseln, Vitamin C, Gingko-Präparate, Aderlässe.

Ganz wichtig! Trinken Sie täglich 1½ Liter Leitungswasser; dies sollen Sie vor dem Genuss 20 Minuten köcheln und etwas Ingwer zugeben. Das Wasser wird über den Tag verteilt getrunken.

Liste basenüberschüssiger Lebensmittel:

Kartoffeln, am besten Pellkartoffeln, Obst, alle Salate, rohes Sauerkraut, saure Bohnen, Kastanien, Petersilie, Schnittlauch, Kümmel, Senf, Pfeffer, Paprika, saure Gurken, Zitronen, säuerliches Obst und Ziegenmilch.

Diese Nahrungsmittel enthalten organische Säuren, welche zu Kohlensäure abgebaut werden und ausgeatmet werden. Der Basenanteil bleibt zurück.

Auch unsere Öle sollten wir sorgfältig auswählen. Bei den nativen Pflanzenölen bleiben Vitamine, essentielle Fettsäuren und Enzyme weitgehend erhalten, dies liegt am Herstellungsprozess. Mehr zu den einzelnen Ölen finden Sie ab S. 35.

Und unsere Kräuter sollten wir nicht vergessen, diese sind basisch, meist reich an Vitamin C und beeinflussen unseren Stoffwechsel günstig; denken wir an: Basilikum, Bohnenkraut, Beifuß, Borretsch, Dill, Kerbel, Sauerampfer, Gartenkresse, Schnittlauch, Petersilie, Salbei, Zitronenmelisse, Estragon und Majoran.

Und nicht vergessen: Legen Sie jede Woche 1 Fastentag ein, eventuell zusätzlich 1 Rohkosttag. Dies wirkt sich sehr günstig auf den Organismus aus, es wirkt der Übersäuerung und damit der Verklumpung des Blutes entgegen, da die Eiweißspeicher entleert werden. Chronischen Krankheiten wird jeglicher Boden entzogen, auch akute Erkrankungen werden seltener.

Wenn Sie dem Diabetes vorbeugen wollen, dann rate ich Ihnen, dass 50 % Ihrer täglichen Nahrung aus Rohkost bestehen sollte. Rohkost bedeutet Heilnahrung. Sie können sich das Buch von Dr. M. O. Bruker „Diabetes und seine biologische Behandlung“ besorgen.

Weitere Blutzucker senkende Möglichkeiten

„Flohsamenschalen haben meiner Schwester ganz toll geholfen, sie ist – wie ich – Diabetikerin, wir sind nicht insulinpflichtig. Der Nüchternblutzucker reagierte bei ihr sofort. Kann ich das auch mal ausprobieren?“

Ja, natürlich, dieser Stoff hat eine Blutzucker senkende Wirkung und vor allem reguliert Flohsamen(-schale) die Darmtätigkeit und ein gesunder Darm ist ganz wichtig. Sie sollten den Flohsamen in Ihre Vollwertkost mit einbeziehen. Die vitalstoffreiche Vollwertkost ist das A und O in der Ernährung.

Bittermelone als Tee und in Kapselform

„Ich habe im Reformhaus mal gestöbert – ich musste warten –, da stieß ich auf einen Tee, Bittermelonen-Tee, welcher auch in Kapselform erhältlich ist. Die Verkäuferin ist selbst Diabetikerin und empfahl mir diesen Tee. Macht das Sinn für mich? Ich habe einen Prädiabetes und reguliere bisher alles mit der Ernährung.“

Ja, selbstverständlich, die Bittermelone stammt ursprünglich aus Indien und senkt den Blutzucker. Aber die vitalstoffreiche Vollwertkost muss immer die Grundlage Ihrer Ernährung sein.

Blaubeeren und Goji-Beeren – Heilnahrung?

„Stimmt es, dass Blaubeeren und Goji-Beeren eine Heilnahrung darstellen, d. h. dass man diese auch in großen Mengen verzehren darf? Meine Tante schwört darauf. Sie ist wie ich auch Diabetikerin, aber nicht insulinpflichtig."

Das stimmt, beide Beerenarten senken den Blutzuckerspiegel und schützen vor Folgeschäden, sie haben gefäßschützende Eigenschaften, vor allem was die diabetische Retinopathie betrifft. Etwa 150 g Blaubeeren gemischt mit Goji-Beeren sollen täglich zusätzlich zur gesunden Ernährung gegessen werden. Die Beeren sind reich an Magnesium, Zink und Selen. Wenn es Ihnen vielleicht möglich ist, wild wachsende Heidelbeeren zu bekommen, dann greifen Sie unbedingt zu. Wild wachsende Beeren haben wesentlich mehr Inhaltsstoffe.

Wildbeeren – Kulturbeeren

„Können Sie mir erklären, wie es dazu kommt, dass Wildbeeren wesentlich gesünder sind als Kulturbeeren? Meine Lieblingsfrucht ist die Blaubeere. Ich habe Diabetes und chronisch rezidivierende Blasenentzündungen."

Wild wachsende Beeren und wild wachsende Früchte allgemein sind großer Kälte, heftigen Winden, Sonneneinstrahlung und weiteren Umwelteinflüssen ausgesetzt, wogegen sie sich wehren müssen, und auf diese Weise erreichen sie eine höhere Konzentration an Inhaltsstoffen. Margarete Dreßler schreibt in ihrem Buch „Die Heilkraft der Beeren", dass 200–250 g Kulturblaubeeren so viele Pflanzenfarbstoffe wie 100 g europäische Wildblaubeeren enthalten.

Essen Sie so viel wie möglich wild wachsende Früchte, auch Salate. Die Blaubeere ist natürlich ganz wichtig, was Ihren Diabetes und die Blasenentzündung betrifft.

Ernährung bei Diabetes – kurzgefasst

„Können Sie mir in groben Zügen das Wesentliche bei der Diabetes-Diät erklären, ich höre nur einzelne Gebote und vor allem Verbote. Danke!"

Die vitalstoffreiche Vollwertkost nach Dr. M. O. Bruker ist das zentrale Thema, hier sollen 50 % der täglichen Nahrung bei Diabetikern aus Frischkost bestehen. Hafertage und 1x im Jahr eine 4-wöchentliche Rohkostkur ist empfehlenswert. (Hafertage S. 33, vitalstoffreiche Vollwertkost S. 231). Es ist doch eigentlich ganz einfach! Empfehlenswerte Literatur: Dr. med. M. O. Bruker: „Diabetes", „Zucker, Zucker ... krank durch Fabrikzucker" und „Unsere Nahrung – unser Schicksal", emu Verlag, Lahnstein.

Hafertage – wie funktioniert das?

„Meine Freundin ist wie ich insulinpflichtig, sie hat durch Hafertage die Insulinspritze weg lassen können. Sie rät mir auch dazu. Stimmt das und wie viele Hafertage soll ich in meinen Ernährungsplan einbauen? Lohnt sich das?"

Auf jeden Fall! 1x im Monat 3 Hafertage. Der Hafer wird mit Wasser zu einem Brei angerührt, 3x am Tag, insgesamt 180 g Vollkornhaferflocken. Bitte keinen Obstsaft und auch keinerlei Obst dazu geben. Ihre Blutzuckerwerte purzeln.

Und wenn Sie zusätzlich 3–4 Frischkosttage pro Monat einlegen wollen, da werden sie über den Erfolg staunen. Frischkost ist Heilnahung.

Zucker = Vitamin B1 Räuber, das verstehe ich nicht!

„Ich habe schon mehrfach gehört, dass der Zucker im Körper die B-Vitamine senkt. Meine Schwester ist Diabetikerin und ihr Heilpraktiker legt großen Wert auf die B-Vitamine. Wie hängt das zusammen?"

Das ist richtig. Alle Zuckerarten brauchen, wenn sie verstoffwechselt werden, Vitamin B1; damit sinkt der Vitamin B1 Spiegel. Alle Zuckerarten bedeutet, dass der Fruchtzucker, der Traubenzucker, der Rohrzucker sowie der weiße Haushaltszucker betroffen sind. Zucker soll höchstens gelegentlich zum Würzen verwendet werden.

Diabetes bei Naturvölkern

„Diabetes soll angeblich bei den Naturvölkern unbekannt sein, stimmt das?"

Ja, bei den Naturvölkern, die fernab jeder Zivilisation leben und z. B. ausschließlich von ungeschältem Reis und Wurzelgemüse leben, ist die Blutzuckerkrankheit unbekannt. Der Diabetes ist eine Zivilisationskrankheit, eine ernährungsbedingte Krankheit. 20 Jahre Fehlernährung sind nötig, um sich den Diabetes und andere Stoffwechselerkrankungen zuzuziehen. Dr. M. O. Bruker spricht von der „Regel der 20 Jahre".

Wichtige Tipps für alle ernährungsbedingten Krankheiten

„Meine Freundinnen und Bekannten wissen alles besser, jeder meint, er hätte die besten Tipps bzw. Ratschläge. Das Wort Ratschläge kann ich nicht mehr hören. Es ist für mich negativ besetzt (Rat**schlag**). Ich soll keinen Grüntee trinken wegen meines Blutdrucks, ich soll nur frisch geerntete Kost essen, und nur ganz selten Brot, stattdessen Gemüsemahlzeiten wegen meines Diabetes, und viele weitere Ermahnungen. Können Sie mir das Wichtigste zusammenfassen? Danke!"

Wichtige Hinweise:

Trinken Sie weder Bohnenkaffee noch Schwarztee; es sind Gefäßgifte, wenn Sie hohen Blutdruck haben, dann auch keinen Grüntee.

Legen Sie einen Fasttag pro Woche ein, an dem Sie nichts zu sich nehmen außer **Basentee(suppe) nach Dr. Rau**, s. Seite 226.

Tiefkühlkost gehört zur Frischkost, allerdings leidet das Vitamin E am meisten und nach 4 Monaten sind etwa 15 % der Vitalstoffe verloren gegangen, nach einem Jahr etwa 55%.

Wenn Sie Ihr Frischgemüse lagern wollen, dann bitte dunkel und kühl. Ein Salat, der drei Tage alt ist, hat 75 % der Vitalstoffe verloren.

Sojabohnen und sonstige Sojaprodukte höchstens 2x pro Woche essen!

Wärmen Sie nie etwas auf, es muss alles frisch gekocht werden.

Erhitzen Sie kalt geschlagene Öle nie, verwenden Sie diese bitte nur für Rohkostsalate. Zum Braten verwenden Sie nur Erdnussöl, denn dies ist immer vorerhitzt.

Essen Sie nur dreimal pro Woche Brot, legen Sie stattdessen eine weitere Gemüsemahlzeit ein.

Wenn Sie Nachspeisen zubereiten wollen, verwenden Sie statt Milch Sahne und Wasser. Bei Milch ist der Eiweißanteil zu hoch.

Verwenden Sie statt Kochsalz (NaCl) Kräutersalz wegen des erhöhten Krebsrisikos. Kochsalz wirkt schädlich auf die Kapillaren und die Sauerstoffversorgung. Gefäßerkrankungen und Krebs können Folgen vom stark erhöhten Kochsalzgenuss sein.

Ein großes Übel sind auch die **Transfettsäuren**, „gehärtete" oder „teilweise gehärtete" Fette, welche in Kartoffelchips, Keksen, Croissants, Blätterteig und sonstigem Gebäck vorkommen. Es handelt sich um Sojaöl, Rapsöl oder Palmöl, welches so behandelt wird, dass es bei Raumtemperatur fest ist. Dadurch wird im Körper jede Entzündung gefördert. Vermeiden Sie sowohl Margarine – wie vorher beschrieben – als auch Produkte, die Transfettsäuren enthalten.

Kleines Ölbrevier

Alle nativen Pflanzenöle werden nach dem kalten Pressen nur filtriert, nicht des-odoriert. Deshalb bleiben Vitamine, essentielle Fettsäuren und Enzyme weitgehend erhalten. Wechseln Sie die Ölsorten täglich, da diese verschiedene Inhaltsstoffe haben.

Zu den einzelnen Ölen:

Leinöl (Linum usitatissimum): Es ist reich an dreifach ungesättigten Fettsäuren, an Alpha-Linolen-Säuren, bevorzugt geeignet zu Cholesterin reduzierender Diät. Der Geschmack ist leicht bitter, die Haltbarkeit kurz (4–6 Wochen). Nicht erhitzen!

Sonnenblumenöl (Helianthus annuus): Es ist reich an zweifach ungesättigten Fettsäuren, 6–9 Monate haltbar. Es ist sehr geeignet zum Ölkauen, Dünsten und für Rohkost, allerdings nicht zum Braten.

Hanföl (Cannabis sativa): Es ist reich an zweifach ungesättigten Fettsäuren enthält bis zu 2 % Gamma-Linolensäure und ist, wenn lichtgeschützt bis zu 9 Monaten haltbar. Nicht erhitzen, sondern nur für Rohkost verwenden; nussiger Geschmack, heuartiger Geruch.

Rapsöl (Brassica napus): Es ist reich an einfach ungesättigten Fettsäuren, sein Geschmack nussig, lichtgeschützt ist es bis zu 1 Jahr haltbar. Geeignet für Dressings und zum Braten, auch für Mayonnaise und Marinade.

Distelöl (Carthamus tinctorius): milder, neutraler Geschmack, hoher Gehalt an mehrfach ungesättigten Fettsäuren, bis 9 Monate haltbar. Es ist in der Diätküche gut einzusetzen, hilfreich bei Stoffwechselerkrankungen. In der kalten Küche verwenden, eventuell zum Dünsten, nicht zum Braten.

Olivenöl: reich an einfach ungesättigten Fettsäuren, in der Diätküche gut einsetzbar (bei Fettstoffwechselstörungen). Lange Haltbarkeit (bis zwei Jahre). Nur für Rohkostsalate, nicht erhitzen.

Erdnussöl: reich an einfach ungesättigten Fettsäuren, nur hoch-vorerhitzt gut zum Braten und Dünsten geeignet.

Weizenkeimöl: Nahrungsergänzung, sehr reich an Vitamin E, ein Teelöffel am Tag ist empfehlenswert (enthält 12,5 mg Vitamin E).

Verwenden Sie kein Kochsalz bei der Zubereitung der Frischkost, in den naturbelassenen Lebensmitteln sind genügend Mineralsalze enthalten. Den gekochten Speisen können Sie etwas Kräutersalz zugeben.

Wenn Sie das Gemüse waschen, dann tun Sie dies bitte unbedingt vor dem Zerkleinern. Halten Sie es unter das fließende Wasser, das genügt meistens.

Schälen Sie Ihr Obst nicht unnötig, die meisten Vitalstoffe sitzen direkt unter der Schale.

Die Hämatogene Oxidationstherapie (HOT) und Diabetes mellitus

„Meine Schwester ist wie ich Diabetikerin. Sie hat durch die HOT große Hilfe bekommen. Ich möchte diese Behandlung auch ausprobieren. Was geschieht dabei?“

Was die Hämatogene Oxidationstherapie (HOT) genau ist und wie sie funktioniert, wird ab S. 222 beschrieben.

Behandlungsmethoden

„Ich bin Diabetikerin, 51 Jahre alt. Es handelt sich um einen Diabetes mellitus Typ II. Ich möchte gerne von der Insulinspritze wieder abkommen. Was gibt es denn für Naturheilmethoden und was empfehlen Sie mir? Danke!“

Es gibt diverse Behandlungsmethoden. Es handelt sich meist um Reiztherapien, welche die Selbstheilungskräfte mobilisieren. Die spezifischste und individuellste aller Reiztherapien ist die Homöopathie, die **Einzelmittelhomöopathie** mit Berücksichtigung der **chronischen Miasmen**. Zu dieser Therapie rate ich auf jeden Fall.

Die **sanum-Therapie** (s. Seite 236) ist eine Regulationstherapie, die Regulierung des Säure-Base-Haushalts steht im Mittelpunkt, denn so können sich die Selbstheilungskräfte besser entfalten. Ohne Selbstheilung passiert in unserem Körper nichts. Die sanum-Therapie ist mit der Homöopathie gut vereinbar. Diese beiden Behandlungsarten waren in meiner 50-jährigen Praxis zwei wichtige Säulen.

Eine weitere Reiztherapie mit besten Ergebnissen ist die **Eigenbluttherapie** mit dem **Hämaktivator nach Dr. Höveler.** Durch die Applikation des Eigenblutes wird ein Reiz gesetzt und der Körper antwortet durch Entfaltung der Selbstheilungskräfte. Auch die **Eigenurintherapie** (s. S. 223) stößt die Selbstheilung an. Die Erfolge, ausgelöst durch das Harntrinken bzw. Harnfasten, sind verblüffend.

Weitere Methoden sind die **Horvi-Enzym-Therapie** (s. S. 236) und die Behandlungen mit den Präparaten der **Firma Vit-Organ.**

Die Behandlung mit den Präparaten der **Firma Vit-Organ** sind sehr erfolgversprechend. Sie stimulieren das Immunsystem und regen die Selbstheilungskräfte an. In meiner Praxis waren die Erfolge stets sehr gut. Es handelt sich bei dieser Behandlung nicht um Frischzellen, sondern nur um Zellinhalte, die gespritzt werden. Es ist kaum noch Eiweiß nachzuweisen, dadurch, dass die Zellhülle nicht zum Einsatz kommt. Aus diesem Grund ist das Risiko eines anaphylaktischen Schocks äußerst gering. Die Verträglichkeit ist **sehr gut**.

Das tuberkulinische Miasma und der Diabetes mellitus Typ II

„Was ist das mit dem tuberkulinischen Miasma bei Diabetes mellitus Typ II? Ich habe so etwas noch nie zu Ohren bekommen. Mein Freund, der wie ich an Diabetes mellitus Typ II leidet, wurde von seinem Heilpraktiker-Homöopath miasmatisch behandelt, er bekam Globuli mit dem Namen Tuberculinum Koch D200. Diesen Namen habe ich vom Fläschchen abgeschrieben. Er bekam auch noch einige homöopathische Arzneien und sein Blutzucker ist stabil. Er befindet sich immer noch in Behandlung wegen seiner ehemals schwankenden Werte, welche jetzt sehr viel besser sind, und insgesamt sind die Blutzuckerwerte auch gepurzelt. Die ganze Stoffwechsellage hat sich massiv erholt. Die Fettwerte und die Harnsäure sind nicht mehr erhöht. Wie kann ich zielstrebig zu einer solchen Behandlung kommen? Können Sie mich über so eine Therapie aufklären? Ich kann mir unter dem Begriff Miasma nichts vorstellen. Danke!"

Die chronischen Miasmen

Immer mehr chronische Erkrankungen, die wir nicht erklären und heilen können, plagen die Menschen. Denken wir doch an Allergien, Infektionen durch Bakterien und Pilze sowie an die Autoimmunerkrankungen und nicht zuletzt an die chronische Blasenentzündung. Sie ist ein Beispiel dafür, wie wenig wir über die Ursache vieler moderner Krankheiten wissen. Die Patienten bekommen ein Antibiotikum und nach 4–8 Wochen melden sich die Bakterien schon wieder an diesem Ort, und das nächste Antibiotikum ist fällig. Oftmals müssen Patienten das Antibiotikum über

1–1½ Jahre schlucken und sie sind dennoch nicht geheilt. Das grundlegende Übel, das krank machende Agens, ist nicht entdeckt. Bei den Allergien und den Autoimmunerkrankungen sieht es genauso aus. Eine Heilung ist nicht in Sicht.

Irgendeine krank machende Schwäche, die hinter den Symptomen steckt, muss es geben. Und so ging es auch schon Hahnemann, dem Begründer der Homöopathie. Er störte sich damals daran, dass die Krankheiten, welche er mit dem sorgfältig ausgewählten homöopathischen Konstitutionsmittel, dem Similimum, behandelte, verschwanden, aber dennoch nach einer gewissen Zeit immer wiederkehrten. Hahnemann forschte weiter, wie er dem Menschen besser und anhaltend helfen könne. Er fand heraus, dass jeder von uns eine tiefe krankmachende Schwäche von Geburt an in sich trägt, und diese Schwäche nannte er Miasma.

Hahnemann entdeckte, dass viele Krankheiten in Beziehung zueinander stehen, dass die Wurzeln bei den Vorfahren zu suchen sind, denn auch diese hatten das gleiche krank machende Miasma, sie litten manchmal nur unter anderen Symptomen. Einem Hautausschlag, einer Allergie, z. B. Heuschnupfen, bzw. einer Bronchitis, liegt dasselbe krank machende Agens zu Grunde, das Miasma.

Die oben genannten Symptome sind nur verschiedene Ausdrucksformen dieser tiefen krank machenden Schwäche, die wir alle von Geburt an in uns tragen, dem Miasma.

Hahnemann stieß bei seiner jahrelangen Forschung auf 3 Miasmen, dem psorischen, dem sykotischen und dem syphilitischen Miasma; ein weiteres sehr wichtiges Miasma ist das tuberkulinische, was erst später dazukam, aber indirekt auch auf Hahnemann zurückgeht, da es eine Verschmelzung vom psorischen und syphilitischen Miasma darstellt.

An den Folgen des tuberkulinischen Miasmas leiden sehr viele Patienten. Auf dem Boden der Tuberkulinie entstehen aggressive Erkrankungen, oft mit heftigen Schmerzen, wie Neuralgien, verbunden.

Der Diabetes mellitus Typ II entsteht auf dem Boden der Tuberkulinie:

Das tuberkulinische Miasma oder die Tuberkulinie bzw. Pseudo-Psora

Das Feuer der Tuberkulinie ist wild und gelegentlich aggressiv. Die Pseudo-Psora geht auch auf Hahnemann zurück, diese kam nur später hinzu. Es ist eine Verschmelzung von Psora und dem syphilitischen Miasma.

Tuberkulinische Menschen sind oft sehr gewinnend, ziehen andere in ihren Bann, allerdings können diese auch böse, brutal und destruktiv sein. Sie sind in ihren Gemütsstimmungen wechselhaft, launisch, sogar manchmal hysterisch und zornig. Sie werden von den Angehörigen oftmals als schwierige Personen bezeichnet. Ihre Reizbarkeit, Wechselhaftigkeit und innere Unzufriedenheit spiegelt sich auch sonst in ihrer Lebensgestaltung. Sie wechseln immer wieder den Beruf, ziehen oftmals um. Sie lieben Berufe wie Zugschaffner oder Flugbegleiter. Das Hin und Her beruhigt ihre Nerven.

Kinder fallen durch ihre großen Köpfe auf, Nasenbluten schlimmster Art ist immer wieder ein Thema. Die Lippen sind oft extrem rot, Sommersprossen finden sich bei diesem Miasma.

Tuberkulinische Menschen haben eine Vorliebe für Salz, Geräuchertes, Schinken, Salzheringe und fettes Fleisch, sie essen überhaupt gerne Fleisch, aber am allerliebsten Kartoffeln, schon als Kind. Süßes ist ein wichtiges Thema, auch Wein, ohne dass es sich um eine Sucht handelt.

Kinder essen gerne Unverdauliches, Sand, Papier und Steine sowie Kreide.

Im Erwachsenenalter sind diese Menschen oftmals sehr tüchtige Geschäftsleute, sie können gut rechnen und mit Geld umgehen, etwas geizig sind sie manchmal. Ihre Intelligenz ist mir schon häufig aufgefallen. Aber dennoch, wie oben erwähnt, ziehen sie andere Menschen in ihren Bann. Dies ist der psorische Anteil bei der Pseudo-Psora.

Weitere körperliche Symptome sind bei Kindern eine Trichterbrust, eine chronische Blasenentzündung, nächtliches Urinieren, Hodenhochstand und eine Hydrozele. Wenn ein Urologe eine Hydrozele bei einem Patienten mit Blasenentzündung feststellt, ist es sicher, dass ein tuberkulinisches Miasma vorliegt. Meist haben diese Patienten auch eine Hämaturie. Zysten in der Brust sind typisch. Fisteln sind ein Thema, weiterhin eine heisere Stimme, Räuspern, und Kehlkopfentzündungen mit Schwellungen an den Stimmbändern und immer wieder mal Husten.

Kinder sowie Erwachsene frieren sehr leicht, sind zugempfindlich und empfindlich auf jeden Wetterwechsel. Frieren am Bauch und nachfolgend Erkältungen sind kennzeichnend. Jegliche Temperaturschwankung stört das Wohlbefinden. Diese Patienten gehen ihren Familienmitgliedern oft auf die Nerven. Sie können nicht im Freien sitzend an Grillfesten teilnehmen, außer, wenn das Thermometer 30 ° C anzeigt.

Genauso verhält es sich mit der Wassertemperatur. 28 °–30 ° C muss das Thermometer anzeigen, damit sie ins Wasser können, da sie sonst eine Erkältung fürchten. Kehlkopfentzündung, Blasenentzündung, Neuralgien heftigster Art und bei Kindern Mittelohrentzündung, das sind die häufigsten Erkältungen. Bei Kenntnis der gefährdeten Organe kann man durch eine angepasste Lebensführung das doch recht wilde Feuer der Tuberkulinie abschwächen, allerdings nicht auslöschen.

Und auf dem Boden der Tuberkulinie entwickelt sich auch der Diabetes mellitus Typ II und wird mit der Nosode Tuberculinum behandelt. Meist, in 80 % der Fälle, handelt es sich um die Tuberculinum Nosode Koch. Ein erfahrener Homöopath, welcher miasmatisch arbeitet, findet die passende Arznei für Sie. Das homöopathische Simillimum müssen Sie natürlich auch bekommen. Sie werden damit größtmögliche Hilfe erhalten. Sie können es bei dem Heilpraktiker-Homöopath Ihres Freundes versuchen. Viel Erfolg!

Diabetes mellitus Typ II – Eiweißspeicherung

„Wie bekomme ich meine Eiweißspeicher leer? Ich möchte wieder ganz gesund werden, ich bin Diabetikerin und möchte Folgeschäden vermeiden und auch einen weiteren Blutzuckeranstieg. Mein Heilpraktiker hat bei einer Blutuntersuchung im Mikroskop Eiweißgebilde (Filite usw.) gefunden, das habe ich vor einem Jahr gar nicht so ernst genommen. Ich möchte jetzt zur Tat schreiten, wie gehe ich vor?"

Ich schlage Ihnen zuerst folgende Lektüre vor: „Der Diabetes mellitus Typ II beginnt mit der Eiweißspeicherung im Blut" von Prof. Lothar Wendt, Untertitel: „Gesund werden durch Abbau von Eiweißüberschüssen".

Es handelt sich um 3 Säulen in dieser Behandlung:

- Regulierung des Säure-Base-Haushalts
- Eiweißfasten
- Aderlässe in regelmäßigen Abständen

Die genaue Vorgehensweise bestimmt Ihr Heilpraktiker, da die Menge des zu entziehenden Blutes und auch die Abstände von Ihrer Konstitution abhängen.

Fasten statt Diät bei beginnendem Diabetes mellitus Typ II

„Ich bin 55 Jahre alt, männlich, Gymnasiallehrer, 195 cm groß, und ich wiege etwa 10 kg zu viel. Dies schwankt etwas. Mein Problem ist, Diät einzuhalten. Nach Broteinheiten leben geht nicht, klappt nicht! Aber fasten, Verzicht auf jede Nahrung, das hat schon ein paar Mal 1 Woche lang gut funktioniert. Was hat es mit dem Fasten auf sich? Ich habe leicht erhöhte Blutzuckerwerte und will nicht zum Diabetiker werden. Ist da Fasten hilfreich?"

Aber klar ist das Fasten hilfreich, auf jeden Fall!

Fasten hat eine uralte Tradition. Vor zehntausend Jahren wurde schon gefastet. In den großen Weltreligionen kommt Fasten heute noch vor und ist ein wesentlicher Bestandteil; erwähnt sei hier der Buddhismus, das Christentum, der Islam und das Judentum. Durch das Fasten wird der gesamte Organismus entsäuert, alle Körpersäfte fließen wieder besser, voran das Blut und die Lymphe. Die Geldrollenbildungen der roten Blutkörperchen lösen sich wieder auf, sonstige Eindickungen von Blut und Lymphe verschwinden. Im Dunkelfeldmikroskop sind nach dem Fasten keinerlei Stauungszeichen bzw. Eiweißverdichtungen wie Filite oder Mucor-Symplasten mehr zu sehen, auch keine Thrombozytenaggregationen mehr. Die Eiweißspeicher werden entleert. Auf diese Weise wirkt das Fasten der Entwicklung des Diabetes und weiteren Stoffwechselerkrankungen sowie Entzündungen entgegen. Auch die Gefäßwände, die durch Arteriosklerose ihre Elastizität verloren haben, werden wieder funktionsfähiger, die Verhärtung wird durch das Fasten weniger. Weitere Stoffwechselerkrankungen wie Hyperlipidämie und Hyperurikämie verschwinden durch das Fasten.

Das strenge Fasten bedeutet Verzicht auf jegliche Nahrung. Dies können Sie zuhause über einige Tage durchziehen, ansonsten gibt es Fastenkuren bei Dr. Buchinger usw.

Und nun ein paar Überlegungen, wie man das Fasten erfolgreich unterstützen kann: Ganz wichtig ist die körperliche Bewegung, denn man schwitzt und scheidet so Giftstoffe über die Haut aus, die Durchblutung wird auf die Weise verbessert.

Die Ausscheidungsorgane, die Nieren, der Darm und die Leber sollten angeregt werden. Die Nieren können durch **Nierentee** Unterstützung finden (siehe Seite 227).

Homöopathisch kommt bei Bedarf Natrium chloratum D6 bzw. Solidago virgaurea D6 in Frage.

Um die Leber zu unterstützen, empfehle ich den **Lebertee nach Prof. Müller** (siehe Seite 227).

Man kann den Nierentee im täglichen Wechsel mit dem Lebertee trinken oder aber beide Sorten mischen und täglich trinken.

Die Behandlung mit Ozon

„Mein Nachbar, ein Heilpraktiker mit 40-jähriger Erfahrung, empfiehlt mir eine Ozonbehandlung. Er will homöopathische Arzneien dazu geben. Ich war als Patientin wegen meines Diabetes mellitus noch nicht bei ihm, aber wenn er mich im Garten sieht, sprechen wir oftmals über meine nicht erfreuliche Diagnose. Können Sie mich über Ozon aufklären? Danke!"

Wie die Ozonbehandlung funktioniert, finden Sie auf Seite 232. Häufig kommt die „Große Eigenbluttherapie" nach Wolff zum Einsatz, die auf Seite 234 beschrieben wird.

Wirkungsmechanismus bei Ozonanwendungen

Bei allen Ozonanwendungen erfolgt eine Umstimmung durch den Reiz, der gesetzt wird, dadurch, dass Blut ins Gewebe gegeben wird, entweder subcutan, intramuskulär, etc.

Ozon hilft bei Arteriosklerose, Hypertonie, Diabetes mellitus Typ II, KHK, Zustand nach Herzinfarkt, Durchblutungsstörungen jeder Art (Migräne, Hörsturz, Netzhautschäden), und sogenanntes dickes Blut, bedingt durch Vermehrung der roten Blutkörperchen, wird wieder flüssiger. Durch Ozon erfolgt eine Verbesserung der Beweglichkeit der Erythrozyten, eine Erhöhung der elektrischen Ladung roter Blutkörperchen, eine Senkung des Hämatokritwertes. Die Erythrozytenzusammenballung wird verringert, bei der Dunkelfeldmikroskopie sieht man, wie sich die Geldrollenbildungen der Erys nach Ozongaben auflösen, der Organismus wird wieder besser mit Sauerstoff versorgt. Der pO_2 in den Arterien steigt an, in den Venen sinkt dieser ab. Das Fibrinogen wird verringert, die Thombozystose verschwindet, die Thrombozytenaggregation wird aufgelöst, kurz: die Fließeigenschaft des Blutes wird optimiert, dadurch wird die Sauerstoffutilisation verbessert, der Übersäuerung des Gewebes wird entgegengewirkt, der pH-Wert steigt wieder an, die Blutzirkulation in den kleinen Gefäßen wird verbessert, bei Diabetes wird Netzhautschäden und Nierenerkrankungen vorgebeugt.

Ganz wichtig: Ozon wirkt dem Gärungsstoffwechsel entgegen, eine Terrain-Sanierung wird vorgenommen, der Entstehung des Diabetes wird gegengesteuert.

Homöopathische Einzelmittel, homöopathische Komplexmittel, Naturheilmittel und Tees können ergänzend der Behandlung des Diabetes mellitus dienen:

Homöopathische Einzel- und Komplexmittel, Naturheilmittel

Homöopathische Einzelmittel	Homöopathische Komplexmittel	Naturheilmittel
Natrium muriaticum		Zinkokehl
Phosphorus		sanukehl salm
Datisca cannabina		C33 Horvi Trpf. + Amp.
Syzygium jambolanum	Syzygium comp. Heel	Bufomarin Horvi Trpf. + Amp.
Sulphur	Myrtillus Olplx	Eigenurin Trinkkuren
Barium carboricum	Syzygium Komplex Hanosan	2 chinesische Heilpilze: Coprinus comatus + Maitake
Acidum phosphoricum	Rubus Spez. 15 Nestmann	mexikanischer Feigenkaktus
Acidum lacticum		Nopal
Galega officinalis		Extrakt aus Alfalka
Kreosotum		Propolis
Arsenicum album		Vit.-B Komplex forte Hevert
Tabacum		Chrom
		Regulatpro Metabolic fl.
		fortakehl sanum
		Bockshorn – Kleesamen

Außerdem: Tee bei Diabetes mellitus nach F. Viehauser, s. Seite 228.

Fieber bei einfacher Infektion

„Früher hatte ich bei Schnupfen banalen Infektionen selten bis nie erhöhte Temperatur. Mittlerweile, ich bin 67 Jahre alt, geht jeder einfache Schnupfen mit mehrtägigem Fieber einher. Raten Sie zu fiebersenkenden Mitteln?"

Nein, auf keinen Fall. Sie sollten Ihrem Körper Zeit und das Fieber zulassen!

Wissenswertes über das Fieber

„Das natürlichste und heute wieder geschätzte Virostatikum ist das Fieber“ (O. Gsell 1974).

Viren und Bakterien lösen das Fieber aus. Senkt man das Fieber, begünstigt man das Viruswachstum und den Fortgang der Erkrankung. Das Fieber hemmt die Virussynthese, „bei Fieber von 41 ° C hört die Virussynthese praktisch ganz auf“ (Prof. Dr. Lothar Wendt). Bei 39 ° C werden die Bakterien und Viren schon schwach und immer schwächer, je höher das Fieber steigt. Fieber ist ein gutes Zeichen, was die Gesundheit betrifft. Schwer kranke Menschen, z. B. Krebskranke können leider nicht mehr fiebern. Schon Jahre, bevor die Krebskrankheit bzw. das Autoimmungeschehen ausbricht, beobachten die Patienten, dass sie kein Fieber mehr bei Infektionen bekommen. In der Bio-Med-Klinik in Bad Bergzabern versucht man durch die moderate Ganzkörperhyperthemie den Körper des Patienten auf 39 ° bis 41 ° C aufzuheizen, um eine Immunstimulation zu erreichen. Wenn der Patient 3 Tage hoch fiebern kann, hat er oftmals eine Immunität für das ganze Leben erreicht.

Ich kann mich an viele Fälle in meiner 50-jährigen Praxistätigkeit erinnern.

Wenn das Krankheitsgeschehen mal einen septiformen Verlauf nimmt, dann kann ich die Dreierspritze nach Karl-Heinz Friese (HNO-Arzt, Homöopath) empfehlen:
1 Ampulle Echinacea D4
1 Ampulle Lachesis D12
1 Ampulle Pyrogenium D30
zusammen aufziehens, i. v. spritzen, 1x täglich, 2–3 Tage lang, dann nach Bedarf.

Die Temperatur fällt sehr rasch und das Krankheitsgefühl schwindet.

Alternativ kommt die Waag'sche Bombe in Frage:
1 Ampulle Echinacea comp Heel
1 Ampulle Lachesis D30

1 Ampulle Pyrogenium D20
1 Ampulle Acidum formicum Injeel
zusammen aufziehen, i. v. spritzen, 1x pro Tag, 2–3 Tage lang.

Bei Virusinfekten empfehle ich zusätzlich 1 Ampulle quentakehl D5, i. m. zu spritzen.

Oral:
Zusätzlich sanukehl serra D6, 2x pro Tag je 10 Tropfen über 4 Wochen einnehmen, bitte mit 2x pro Tag je 5 Tropfen beginnen und nach einigen Tagen bis zu 2x pro Tag je 10 Tropfen steigern.

Weitere Möglichkeiten der Fiebersenkung sind bei bestehenden Infekten notakehl D5 Tropfen nach Anweisung, außerdem gripp heel Injektionen und bei viralen Infekten Engystol Injektionen, beide von der Firma Heel.

Die Entsäuerung sollte in Gang gesetzt werden. Es bieten sich alkala-N und Citrokehl an, außerdem das Base-Fasten nach Dr. Rau: 3 Tage fasten und Base-Tee nach Dr. Rau trinken (siehe Seite 226).

Auch Entsäuerungsbäder können zum Einsatz kommen. Und die Ab- bzw. Ausleitung über den Darm nicht vergessen (Kernseifen-Supp. s. Seite 221 und Einläufe, siehe S. 221).

Bei hitzigem, schweißtreibenden Fieber mit hochrotem Kopf und sonst guter Konstitution kann auch einmal ein Aderlass hilfreich sein.

Die Bachblüte Holly kann bei dieser Art von Fieber auch oft große Hilfe sein, 3x pro Tag 1 Tropfen aus der Stock bottle über der Stirn mit leichtem Druck einreiben.

Die Notfalltropfen, Rescue Remedy Tropfen von Dr. Bach, sollte man stets beim Fieber einsetzen, sie entspannen und beruhigen.

Und die individuellste aller Reiztherapien ist die homöopathische Behandlung. Die einzelnen Homöopathika sind ab Seite 47 besprochen.

Bachblüten und homöopathische Arzneien ergänzen sich sehr gut.

Fiebersenkende Arzneien und Anwendungen

Wadenwickel sind sehr gut zur Fiebersenkung geeignet, s. Seite 222.

Homöopathika zur Fiebersenkung

Aconitum napellus ist eine fiebersenkende Arznei, welche zu Beginn der Erkrankung gegeben werden sollte, es ist ein Anfangsmittel, welches bei großem Durst, plötzlichem, heftigen Fieber ohne Schweiß Einsatz findet.

Belladonna findet Einsatz, wenn der Patient schwitzt, ein rotes Gesicht aber kalte Hände und Füße hat und friert.

Ferrum phosphoricum hilft, wenn Herzklopfen und Nasenbluten das Fieber begleiten, die Kinder spielen als ob nichts wäre.

China: Schüttelfrost, intermittierendes Fieber, Schwäche, Nachtschweiße und Blässe sind charakteristisch.

Apis mellifica: der Patient ist unruhig, bemerkt stechende Schmerzen, schwitzt nicht und ist durstlos.

Eupatorium perfoliatum: Durst, Kopfschmerz, Knochenschmerzen, Schüttelfrost und Zerschlagenheitsgefühl sind führend.

Gelsemium sempervirens: der Patient zittert, friert, ist durstlos, der Puls ist langsam und Kopfschmerzen werden meist beobachtet.

Unterdrückung von Symptomen

„Ich habe in Ihren Büchern mehrfach gelesen, dass Symptome wie z. B. Schmerzen, aber auch andere Symptome, nicht einfach mit Chemie, also z. B. Schmerzmitteln oder unnötigen Operationen, beseitigt werden dürfen. Ich möchte gern so natürlich wie möglich mit meinem Diabetes leben. Aber geben Sie mir eine Hilfe und erklären sie mir, was Sie unter Unterdrückung verstehen. Danke."

Die Beseitigung von Schmerzen mit chemischen Arzneien ist die häufigste Art der Unterdrückung. Es gibt allerdings auch weitere Arten der Unterdrückung. Denken wir nur an die voreilige Gabe der Antibiotika. Naturheilkundliche Behandlung ist oftmals auch unterdrückend, wenn die Krankheit nicht ursächlich bekämpft sondern nur das Symptom zum Verschwinden gebracht wird. Auch manche homöopathischen Komplexmittel wirken unterdrückend, wenn diese das darunterliegende Miasma (erbliche Schwäche) nicht berücksichtigen. Und sehr viele Operationen stellen auch eine Form der Unterdrückung dar. Operieren Sie keine Hämorrhoiden, welche stechen bzw. schmerzen, weg. Was bleibt, sind oftmals lebenslänglich erhöhte Leberwerte. Der Juckreiz, die Schmerzen sind augenblicklich weg, aber welch ein Tausch! Lassen Sie keine Warzen, keine Naevi, keine Hämangiome oder sonstige Effloreszensen entfernen. Andere tieferliegende Schwachstellen im Körper melden sich. Tauschen Sie keine äußeren Symptome gegen innere Erkrankungen.

Impfungen und Diabetes mellitus Typ I und Typ II

„Meine Kinder sind teilgeimpft, d. h. nur gegen Tetanus, weitere Impfungen möchte ich nicht vornehmen lassen, da in unserem Bekanntenkreis Impfschäden auftraten. Nach einer Hepatitis B Impfung entwickelte ein Junge plötzlich einen Diabetes mellitus Typ II. In unserer Familie gibt es auch Diabetes, d. h. zwei Fälle von Typ II, meine Tante und meine Cousine sind betroffen. Wie ist Ihre Meinung?"

Seien Sie äußerst zurückhaltend, was weitere Impfungen betrifft. Impfungen können das Immunsystem schwächen! Die Selbstheilungskräfte werden möglicherweise unterdrückt statt mobilisiert. Die humorale (spezifische Abwehr) wird gestärkt auf Kosten der allgemeinen Abwehr und Schwachstellen können sich melden. Sowohl ein Diabetes mellitus von Typ I als auch von Typ II kann zum Ausbruch kommen. Nach Impfungen gegen virale Krankheiten (FSME und Polio) sind Diabetesfälle von Typ I beschrieben. (sanum-Post 116/2016).

Antibiotika – sparsame Anwendung

„Unsere ganze Großfamilie ist schon immer sehr zurückhaltend, was die Einnahme von Antibiotika betrifft. Ist das weiterhin so in Ordnung? Und welche anderen Strategien könnten sinnvoll sein?"

Sie sollten bereits in jungen Jahren, aber auch generell sehr vorsichtig und zurückhaltend sein, was die Anwendung von Antibiotika betrifft. Bei bakteriellen Infektionen helfen Antibiotika. Sind dagegen Infektionen viralen Ursprungs, sind Antibiotika nicht angezeigt. Oftmals sind die Symptome bei viralen Infektionen identisch mit den Beschwerden, die durch Bakterien bedingt sind – und es wird dennoch ein Antibiotikum verordnet. Die Gabe eines Antibiotikums soll stets für **Notfälle** reserviert sein. Die Krankheit soll durch eigene Kraft, durch **Mobilisierung der Selbstheilungskräfte** überwunden werden, dann gibt es in der Zukunft auch weniger Rückschläge. Das betrifft vor allem Viruserkrankungen sowie Allergien.

Chronische Erkrankungen, wie z. B. Diabetes und auch der Krebs, profitieren von der sparsamen Anwendung von Antibiotika, nämlich nur dann, wenn der Einsatz wirklich erforderlich ist. Der Nutzen ist immens.

Wichtig ist die Aktivierung der Selbstheilungskräfte nach dem Motto: „Selbstheilung statt Unterdrückung"

Die Selbstheilungskräfte sind für die Gesundung des Menschen verantwortlich. Man kann diese von der Kindheit bis zum Alter schulen.

Man leidet z. B. an einer Grippe mit Fieber, Glieder- und Kopfschmerzen. Mein Rat lautet: keine Arznei zur Anwendung bringen, 3 Tage Bettruhe und Fasten sind angezeigt. Dann geht es dem Patienten normalerweise wieder viel besser, sodass er langsam seine gewohnte Tätigkeit wieder aufnehmen kann. Bitte senken Sie das Fieber auf keinen Fall, weder mit Aspirin noch mit homöopathischen Komplexmitteln, auch nicht mit Belladonna. Lassen Sie das Fieber zu. Normalerweise springen die Selbstheilungskräfte ein. Sollte dies nicht der Fall sein und es geht dem Patienten zunehmend schlechter, der Husten geht in eine Bronchitis über, die Allgemeinbeschwerden nehmen zu, dann soll der Patient das passende homöopathische Mittel bekommen, denn auch dies macht nichts anderes, als die Selbstheilungskräfte anzustoßen, der Heilungsprozess wird angekurbelt. Wasseranwendungen, wie in diesem Fall Wadenwickel (s. Seite 222), sind hilfreich, sofern die Füße warm sind.

Im ganzen Leben ist die Selbstheilung enorm wichtig, ohne Selbstheilung läuft nichts. Jede Operation, jede akute Erkankung und erst recht jede chronische Erkrankung benötigt die Selbstheilungskräfte.

Trainieren Sie Ihre Selbstheilungskräfte, d. h. unterdrücken Sie bitte keinerlei Symptome wie einen Hautausschlag, Durchfall, Schwitzen, Fieber usw.

Impfen Sie nicht unnötig. Die Kinderkrankheiten wie Keuchhusten, Röteln, Mumps, Masern, Scharlach usw. sind akute Krankheiten und das Abwehrsystem wird trainiert. Denken wir nur an den Keuchhusten: Wenn Sie diese Erkrankung durchgemacht haben, sind Sie im späteren Leben geschützt gegen weitere Lungenerkrankungen wie Pneumonie, Tuberkulose, Lungenkrebs. Jede akute Erkrankung wie die Virus-Grippe und das Pfeiffer'sche Drüsenfieber sollen homöopathisch geheilt werden, da die Homöopathie nichts anderes macht, als die Selbstheilungskräfte anzuregen.

Auf diese Weise werden die Symptome nicht unterdrückt sondern geheilt und der Patient bekommt Abwehr. Abwehr gegen chronische Krankheiten wie z. B. Rheuma, Autoimmunerkrankungen, Allergien und nicht zuletzt Krebs. Das Abwehrsystem muss schon von Kindheit an geschult werden, damit es die chronischen, schweren Krankheiten im Erwachsenenalter nicht zulässt.

Wenn das Immunsystem sich nicht mit akuten Krankheiten, ausgelöst von Viren bzw. Bakterien, auseinandersetzen darf, dann kann es später auch nicht in der Lage sein, körperfremde Substanzen von körpereigenen Strukturen zu unterscheiden und es entsteht eine Autoimmunerkrankung, das heißt, das Immunsystem richtet sich gegen seine eigenen Organe und zerstört diese. Die Zahl der Autoimmunerkrankungen steigt jährlich an. Genauso verhält es sich mit den Allergien und dem Krebs. Die Zahlen der chronischen Erkrankungen steigen steil an.

Damit die Selbstheilung gut funktioniert müssen Sie darauf achten, dass Sie sich gesund ernähren und ggf. die Ernährung umstellen (siehe S. 27). Im Frühjahr und Herbst, wenn sich der Stoffwechsel umstellt, empfiehlt sich eine 1-wöchige Fastenkur (siehe S. 42). Außerdem sollten Sie genügend Schlaf haben, ebenso genügend frische Luft.

Sport an der frischen Luft, nicht unbedingt Leistungssport, sondern Ausdauersport wie Wandern, Skilanglauf und Schwimmen in offenen Seen ist empfehlenswert.

Ihr Gebiss sollte saniert sein, tote Zähne bzw. Wurzelfüllungen stören und sollen entfernt werden.

Und nicht zuletzt sollte eine positive Lebenseinstellung bei allen Problemen helfen. Negative Gemütsstimmungen stören und sollten mit einer Bachblüten-Therapie wieder in Ordnung gebracht werden. Bachblüten sind in der Lage Krankheiten zu verhindern. Bachblüten stärken das Immunsystem, die Selbstheilung kommt zum Einsatz.

Ausleitung – Purgation

„Neben meiner Diabetes leide ich öfter an Verstopfung. Mir wurden Ausleitungsverfahren empfohlen. Was muss ich mir darunter vorstellen?"

Die Ausleitung („Purgation") über den Darm ist die Basistherapie bei vielen Erkrankungen. Aschner weist auf die schlimmen Folgen chronischer Obstipation mit größtem Nachdruck hin. Chronische Verstopfung ist oft die Ursache von Stoffwechselerkrankungen, Bluthochdruck, Migräne, klimakterische Beschwerden, Gallensteinerkrankungen und Leberentzündung. Und insgesamt wirkt die Purgation auch der Dyskrasie, der fehlerhaften Zusammensetzung der Körpersäfte, entgegen, ebenso der Bindegewebsübersäuerung.

Durch die Aschner-Verfahren wird der pH-Wert des Bindegewebes durch Ausscheidung von Stoffwechselprodukten reguliert. Unser Urin sollte wieder basisch werden; die Rohköstler, die Naturvölker, die fern jeder Zivilisation leben, und der Säugling, der sich von Muttermilch ernährt, haben einen basischen Urin. Schon der Kochprozess trägt zur Übersäuerung bei.

Folgende Lebensmittel sind zur Unterstützung geeignet: Vollkornbrot, Rohgetreide, Salate, Naturreis, Gemüse, Leinsamen, Sauerkraut und Sauerkrautsaft usw.

Diabetes und Medikamente

„Ich bin Diabetikerin und muss Insulin spritzen. Es handelt sich bei mir um einen Diabetes mellitus Typ II. Ich möchte nicht noch mehr chemische Arzneien in meinen Körper bringen. Immer wieder habe ich rheumatische Beschwerden, Schmerzen mal hier, mal da. Auch die Gürtelrose hatte ich schon, die Nervenschmerzen melden sich auch immer wieder. Diclofenac, Ibuprofen und ASS 500 mg vertrage ich nicht gut. Wenn es doch nur mal etwas gegen Schmerzen gäbe, was keine Nebenwirkung hat. Gibt es aus der Naturheilkunde Hilfe? Danke!"

Natürliche Schmerzbekämpfung ohne Nebenwirkungen

Bei Schmerzen geben Sie bitte möglichst keine chemischen Mittel, es bieten sich einige schmerzlindernde Substanzen ohne Nebenwirkungen an, z. B. Serpalgin der Firma Horvi-EnzyMed. Diese Firma hat seit Jahrzehnten noch ein weiteres Präparat gegen Schmerzen im Katalog, es ist Bufomarin mite/forte. Beide Arzneien sind Enzyme, **Bufomarin mite/forte** ist aus Bufo marinus hergestellt, **Serpalgin** ist ein Enzym-Wirkkomplex aus dem Tiergift der Schlangen Vipera ammodytes, Lachesis muta und Naja tripudians.

Bufomarin mite und Bufomarin forte liegen in Tropfenform vor. Es werden 5x täglich 8–10 Tropfen eingenommen. Es wirkt hervorragend gegen alle Schmerzen.

Serpalgin liegt in Tropfenform und in Ampullen vor, auch als Salbe ist es erhältlich. Bei starken Schmerzen spritzt man täglich 2 Ampullen Serpalgin i. m., bei den Tropfen gibt man täglich 5x 8–10 Tropfen, je nach Beschwerdebild und Konstitution des Patienten. Serpalgin Salbe kann nach Bedarf eingerieben werden. Ich habe mit den Horvi Arzneien sehr gute Erfahrungen gemacht. Viele Patienten konnten im Laufe der Zeit starke Analgetika, wie z. B. Tramal oder Valoron-N, wieder weglassen.

Zur weiteren Schmerzlinderung bietet die Firma **Phönix** folgende Rezeptur an:

Phönix Hydrargyrum spag. und Phönix Kalium nitricum spag. āā ad 50,0, alle 2 Stunden je 30 Tropfen über 2 Tage, dann 4x je 30 Tropfen pro Tag, über 6 Wochen.

Große Hilfe bringt auch das Anlegen eines **Cantharidenpflasters**. Dieses wird über oder neben der schmerzenden Stelle aufgelegt, je nachdem ob man eine Schmerzaus – oder -ableitung erzielen möchte. Stärkste Schmerzen, in der Tiefe sitzend, bohrend, klopfend verschwinden oft nach 1 Tag und melden sich lebenslänglich nicht mehr.

Der **Baunscheidtismus** hilft bei mehr oberflächlichen Schmerzen, bei Neuritiden.

Das **Anlegen von Blutegeln** hilft sehr schnell und oft auf Dauer.

Die Therapie mit **Milchsäure** bringt oftmals völlige Schmerzfreiheit, bzw. gibt es Erleichterung. Ich habe damit viel gearbeitet und konnte den Menschen helfen.

Kefir, besonders Kefir aus Ziegenmilch, hat eine starke Schmerzwirkung durch Hemmung der Produktion von Arachidonsäure. Im Kaukasus zählt Kefir zu den beliebtesten Heilmitteln mit ganz alter Tradition.

Grüner Tee ist ein basisches Getränk und spielt, da „die Säure die Mutter des Schmerzes" ist, in der Schmerztherapie durch Beeinflussung der Arachidonsäure eine große Rolle.

Phytodolor Tinktur ist bei Schmerzen im Bewegungsapparat gut einsetzbar.

Notakehl ist bei **entzündlichen Schmerzen** zu empfehlen, von der Firma sanum in Tropfen, Ampullen, Tabletten, Kapseln, Salbe und Suppositorien erhältlich, in D4, D5, D6 und D7, die Salbe und Suppositorien als D3. Bei entzündlichen Schmerzen ist der Inhalt der notakehl Kapseln D4 am wirkungsvollsten. In ½ Teelöffel Wasser den Kapselinhalt auflösen und über der Schmerzstelle einreiben.

Mucokehl von der Firma sanum ist bei **krampfartigen Schmerzen** sehr hilfreich. Es liegt als Tropfen, Suppositorien, Tabletten, Kapseln, Salbe und Ampullen im Handel vor. Es ist in der Verdünnung D5, D6 und D7 erhältlich, die Salbe und Suppositorien in D3. Überall wo Stau ist, z. B. Hämorrhoiden, ist Mucokehl hilfreich.

Von den **Bachblüten** ist auch Hilfe zu erwarten, vor allem ist dies eine äußerst milde Therapie, welche über Monate ihren Einsatz finden kann, wenn die Schmerzen nicht allzu stark sind als alleinige Therapie, ansonsten natürlich zusätzlich.

Es werden z. B. 5 ml Rescue Remedy Tropfen und 1 ml Agrimony in einem Fläschchen mit Pipette oder Tropfeinsatz gemischt, man kann stündlich davon 2 Tropfen auf die Zunge geben, bei Bedarf auch öfter. Dieser Rat stammt von Dr. Blome, der mich unterrichtete.

Dieser Mischung wird in psychischem Ausnahmezuständen 1 ml Sweet Chestnut zugegeben, die Dosierung ist gleich.

Ganz hervorragende Arzneien, die die Schmerzen teilweise ganz wegnehmen, findet man in der **Homöopathie**, das richtige Schmerzmittel muss ein guter Homöopath für Sie finden.

Phytolacca – die Kermesbeere – ist sehr gut für Schmerzen geeignet, welche stechend sind, oftmals gehen die Stiche durch den ganzen Körper. Phytolacca eignet sich sehr gut für Neuritiden. Die Schmerzen schießen ein und sind lanzierend.

Sehr gut ist auch die Verdünnung von Phytolacca im Verhältnis 1:4, diese Tinktur wird eingerieben. Der Erfolg tritt schnell ein.

Arsenicum album – bei Arsen brennt der Schmerz wie Feuer, der Schmerz kommt oft periodisch, nachts erreichen die Beschwerden ihren Höhepunkt.

Gelsemium – Wilder Jasmin – ist in D30 sehr gut für Neuralgien und Migräne. Einnahme: 3 x/Tag je 3 Globuli.

Ranunculus – Knollenhahnenfuß – ist bei pleuritischen Schmerzen und Intercostalneuralgien gut geeignet, auch bei Krebs-Patienten.

Cedron – einschießende, lanzierende Schmerzen, Periodizität ist das Kennzeichen.

Radium bromatum – schwere anhaltende Schmerzen im ganzen Körper, Brennen der Haut. Hilfreich bei Radiumverbrennungen, über Frankreich zu beziehen.

Passiflora incarnata – heftige Schmerzen, verbunden mit Krämpfen, oft handelt es sich um Nervenschmerzen, diese Arznei wirkt sehr beruhigend, hilft beim Einschlafen.

Petasites officinalis – Pestwurz – bei Schmerzen in den Harnwegen und bei Pylorusschmerzen besonders geeignet, aber auch allgemein bei Schmerzen einsetzbar. Damit habe ich oft gute Erfahrung gemacht.

Belladonna – bei entzündungsbedingten Schmerzen mit Klopfen und lokale Rötung.

Aconitum napellus – bei Nervenschmerzen, oft durch kalten Wind verursacht.

Apis mellifica – bei stechenden, oft brennenden Schmerzen, oft bei Blasenentzündung und Nierenbeckenentzündung und auch beim Gerstenkorn, u.s.w.

Cantharis – bei stark brennenden Schmerzen wie Blasenentzündung und Eierstockentzündung, u.s.w.

Chelidonium – Schmerzen im Leber-Gallenbereich, starke Blähungen und Schmerzen unter dem rechten.

Colocynthis – krampfartige Schmerzen, oftmals im Bauch, im Ischiasbereich und in der Blasengegend, Brennen in der Urethra bei Blasenentzündung.

Magnesium phosphoricum – krampfartige Schmerzen im Bauch, in der Hüfte und in den Muskeln, Wärme bessert.

Kalmia latifolia – ist ein Rheumamittel, heftige Neuralgien kommen vor, Schmerzen in den Gesichtsknochen.

Lac caninum – Schmerzen, welche ständig die Seite wechseln. Es können rheumatische Schmerzen sein im Rücken und in den Extremitäten, aber auch die Tonsillitis wechselt von Seite zu Seite.

Ledum palustre – Schmerzen von Gichtknoten, rheumatischer Schmerz in den kleinen Gelenken, Verschlechterung von Wärme, stark schmerzende Hämorrhoiden.

Aurum metallicum – Knochenschmerzen nachts, Kopfschmerzen auch nachts schlimmer.

Mezereum – neuralgische Schmerzen, oft ausgelöst durch den Herpes zoster Virus.

Diabetes mellitus Typ II, ausgelöst durch seelischen Schock oder langjährigen Kummer

„Nach einem seelischen Schock – Verlust seines Sohnes – bei meinem Mann, 59 Jahre alt, entwickelte sich Diabetes mellitus Typ II innerhalb von 5 Wochen. Die Blutzuckerwerte waren früher ganz normal. Er ließ diese alle 4–5 Monate kontrollieren, da seine Tante an einem Diabetes mellitus Typ II leidet. Kann das sein, dass ein Schock einen Diabetes mellitus Typ II auslöst? Kann man diesen eventuell rückgängig machen?"

Ja, nach einem seelischen Schock und nach langem Kummer können sich Schwachpunkte melden, welche ohne diese Belastung nie zum Ausbruch gekommen wären.

In der Homöopathie gibt es Arzneien, wie z. B. Natrium muriaticum, die einen Diabetes rückgängig machen können. Eine Erbnosode sollte auch zum Einsatz kommen. Ein erfahrener Homöopath such für Sie die passenden Mittel.

Und, wenn seelische Probleme die Ursache sind, dann kann man eventuell die Homöopathie mit einer Bach-Blüten-Therapie kombinieren. Ein Heilpraktiker in Ihrer Umgebung kennt sich damit meist gut aus.

Eine Entsäuerungstherapie sollten Sie schon sofort beginnen, noch vor dem Besuch beim Homöopathen.

Es kommen 3 Präparate der Firma sanum zum Einsatz. Bei der Arznei sanuvis werden 3x pro Tag je 60 Tropfen eingenommen, Citrokehl wird nach Anweisung zur Anwendung gebracht, und von Alkala-N wird 1 Messlöffel Pulver in einer ½ Tasse Wasser gelöst und dies über den Tag verteilt getrunken.

Vertrauen Sie sich einem erfahrenen Homöopathen an, die Homöopathie ist die spezifischste und individuellste aller Reiztherapien.

Bei Sorgen und Kummer sollte stets eine Bach-Blüten-Therapie zum Einsatz kommen, um die vegetativen Seelenmuster zu tilgen. Dadurch wird dann auch verhindert, dass schlummernde Krankheiten zum Ausbruch kommen und eventuell chronisch verlaufen.

Warum wird bei der Zuckerkrankheit zu körperlicher Betätigung geraten?

„Ich bin Diabetikerin, 61 Jahre alt und laufe nicht gern. Auch sonstige Sportarten an der frischen Luft übe ich nicht aus. Was passiert mit meinem Blutzucker bei körperlicher Bewegung? Ich bin einfach träge. Ich weiß auch gar nicht, welchen Sport ich ausüben sollte. Ich bitte um Information. Danke!"

Bei körperlicher Bewegung verbrauchen die Menschen Zucker, der Blutzucker sinkt. Bitte bewegen Sie sich, die Bewegung an der frischen Luft schützt auch unter anderem vor Folgeerkrankungen. Und die gesündeste Bewegung an der frischen Luft ist das Laufen. Beginnen Sie sofort damit. Später können Sie dann auch Wanderungen planen, eventuell auch Bergwandern.

Bewegung an der frischen Luft – Ausdauertraining

Dies ist eine gute Methode den Körper zu entgiften und die Säurestarre zu lösen. Es ist eine vorbeugende Maßnahme und wirkt den chronischen Krankheiten entgegen.

Anstrengende Bewegung in frischer Luft wirkt stark durchblutungsfördernd, die Lymphe wird durchgewalkt. Überschüsse von Tiereiweiß werden abgebaut, die Harnsäure und die Blutzuckerwerte werden gesenkt. Folglich wird das Gewebe besser mit Sauerstoff versorgt. Durch Muskelarbeit in frischer Luft wird eine Entgiftung über die Ausscheidungsorgane erzielt, das aktive Schwitzen ist ein wesentlicher Aspekt hierbei. Durch die Ausscheidung der Schlackenstoffe über die Haut entsäuert der Körper, der Blutstrom und die Lymphe kommen besser in Fluss. Wo die Körpersäfte fließen, gibt es keinen Stau, keine Entzündung, keine Eindickung von Blut bzw. Lymphe und somit keine Gefäßverstopfung. Die meisten Krankheiten gehen mit einer Übersäuerung einher, dieser wirkt das aktive Schwitzen entgegen, welches bei anstrengender Bewegung in frischer Luft stets entsteht. Die Ausscheidung von Stoffwechselsäuren lässt unseren Urin dann wieder basisch werden, was unbedingt erstrebenswert ist. Der Dyskrasie, der fehlerhaften Zusammensetzung der Körpersäfte, wirkt der Sport in frischer Luft entgegen, somit hilft dieser, viele chronische Krankheiten zu verhüten. Die körperliche

Betätigung in frischer Luft wirkt der Stase, der Stagnation des Bewegungsapparates entgegen, sogar die Tätigkeit des Darmes wird angeregt, Blut und Lymphe fließen besser, der Nährstofftransport im Körper wird ebenso angekurbelt. Somit wirkt die Bewegung an der frischen Luft der Entwicklung chronischer Krankheiten entgegen, die Selbstheilungskräfte werden angekurbelt, denn ohne Selbstheilung geht gar nichts!

2 Ernährung in Frage und Antwort

Unterschied zwischen nativem und denaturiertem, erhitzten Eiweiß

„Ich weiß gar nicht, an wen ich mich sonst mit meiner speziellen Frage wenden soll. Ich werde wahrscheinlich ausgelacht. Ich habe gehört, dass man rohes Fleisch, rohen Fisch in größeren Mengen verzehren darf als erhitztes tierisches Eiweiß. Stimmt das? Fleisch und Fisch, welches erhitzt war, ist durch das Erhitzen in seiner Qualität schlechter, hat man mir gesagt. Ich frage deshalb, weil mein Mann ein Fleischesser ist und tatsächlich auch rohen Fisch und rohes Fleisch essen könnte. Sein Freund ist Besitzer eines Schlachthofes und will ihn mit den besten Stücken Fleisch versorgen. Ich persönlich darf gar nicht an einen solchen Genuss denken. Natürlich geht es darum, die Spätfolgen seines Diabetes so gering wie möglich zu halten."

Ja, das ist tatsächlich so. Der große Ernährungsforscher Kollath ist der Eiweißfrage nachgegangen und hat festgestellt, dass der Genuss von natürlichem, nicht erhitztem Eiweiß weniger Schäden im Körper anrichtet als erhitztes, d. h. denaturiertes Eiweiß. Die Vitalstoffe sind im denaturierten Eiweiß verloren gegangen. Da sich nur die wenigsten Menschen zum Verzehr von rohem Fleisch, bzw. Fisch entscheiden, ist es sehr viel sinnvoller, den Eiweißbedarf aus pflanzlichen Quellen zu decken.

Honig zum Süßen?

„Ich habe einen leichten Diabetes, ich habe einmal von einem Heilpraktiker auf einer Party gehört, dass Honig statt Zucker erlaubt sei. Mein Diabetes braucht noch keine Tabletten bzw. Insulin. Mein Nüchternblutzucker war letztes Mal 160 mg/dl, den HbA1 Wert habe ich vergessen. Honig ist doch auch süß."

Ganz richtig! Honig besteht zu 75 % aus einem Gemisch von Traubenzucker, Frucht- und Rohrzucker. Honig ist in kleinen Mengen zum Süßen geeignet und muss in den Gesamtplan mit einbezogen werden. Der Honig hat einen hohen Gehalt an Enzymen, diese machen ihn, was den Gesamtstoffwechsel betrifft, etwas verträglicher als normaler Haushaltszucker.

Zuckeraustauschstoff bei Diabetes

„Ich bin Diabetiker und soll auch auf Honig verzichten. Wozu raten Sie mir?"

Cyclamate und Saccharin gelten unterhalb der jeweiligen Höchstgrenze (Cyclamat: 7, Saccharin 5 mg/kg Körpergewicht) als unschädlich, auch wenn Cyclamate in den USA verboten sind. Von anderen Süßungsmitteln rate ich ab.

Verzicht auf Kuhmilch(-produkte)

„Soll ich auch noch auf Kuhmilch(-produkte) verzichten? Der Verzicht auf Fleisch fällt mir schon schwer. Meine Schwester hat Hilfe durch den Verzicht auf Kuhmilchprodukte bekommen. Ihre Blutzuckerwerte erholten sich langsam aber stetig. Kann das mit dem Genuss von Kuhmilch zu tun haben?"

Einer 2022 veröffentlichten Meta-Studie nach scheint der Genuss von tierischen Produkten das Diabetes Typ-2-Risiko nicht generell zu erhöhen. Während bereits 100 g/Tag (rotes) Fleisch das Risiko, an Diabetes Typ-2 zu erkranken, um 20–22 % und 50 g/Tag verarbeitetes Fleisch (Wurstwaren z. B.) sogar um 30 % erhöht, gibt es Hinweise darauf, dass der moderate Konsum von Kuhmilch (200 ml/Tag) das Risiko sogar um 10 % senkt.[1]

Lebensmittel mit besonders gutem Einfluss auf die diabetische Stoffwechsellage

„Mein Freund, 71 Jahre, wird immer von seinem Arzt gelobt, weil seine Blutzuckerwerte immer gleich zwischen 140–160 mg/dl liegen. Er sagt, er esse fünf Tage vor der Blutentnahme ausschließlich grüne Bohnen und Sauerkraut. Seine Frau ist gestorben und dieses Gemüse kann er sich selbst zubereiten. Ansonsten isst er im Gasthaus. Gibt es Lebensmittel, welche tatsächlich den Blutzuckerspiegel senken? Ich bin auch Diabtiker, danke!"

Lauch, Löwenzahnstängel und Brennesselsalat, roh genossen, enthalten insulinhaltige Stoffe, welche die Blutzuckerzellen im Pankreas stimulieren. Es handelt sich hier um Heilpflanzen, welche die Gesamtwirkung der Frischkost massiv verstärken. Die Rohkost stellt eine Heilnahrung dar, welche durch die oben genannten Heilpflanzen verstärkt wird.

Natürlich können Sie auch grüne Bohnen und Sauerkraut, welches Sie vielleicht vor dem Genuss erhitzt haben oder als Salat verwenden, essen. Es hat eine günstige Wirkung.

Sämtliche Rohkostsalate müssen natürlich abwechslungsreich und lecker zubereitet sein.

Trotz genetischer Belastung Diabetes mellitus Typ II verhindern

„Ich bin 48 Jahre alt, mein Vater war Diabetiker mit erheblichen Folgeschäden der Augen und Nieren. Ich ernähre mich ganz streng, was Kohlehydrate und tierisches Eiweiß betrifft. 50 % Rohkost steht auf meinem Ernährungsplan. Trotzdem kriege ich meinen Nüchternblutzucker nicht unter 90 mg/dl und der HbA1 Wert ist auch grenzwertig. So ganz

[1] `https://www.eurekalert.org/news-releases/964788` 15.9.2022

glücklich bin ich damit nicht. Meine Cousine, welche sich auch so ähnlich ernährt, hat einen Nüchternblutzucker von 70 maximal 75 mg/dl. Ist es möglich, die Krankheit Diabetes mellitus Typ II zu verhindern?"

Ja, ernähren Sie sich bitte so weiter und vertrauen Sie sich einem erfahrenen Homöopathen an, welcher miasmatisch arbeitet. Er sucht für Sie das passende, bzw. die passenden Arzneien, welche die Konstitution und die einzelnen Organe so stärken, dass das Entstehen dieser Stoffwechselstörung verhindert wird. Selbstverständlich bekommen Sie auch die entsprechende Nosode, welche die Erbgifte unschädlich macht. Ein mehrstündiges Gespräch ist dafür notwendig. Aber es lohnt sich! Gehen Sie diesen Schritt, denn die Homöopathie ist die spezifischste und individuellste Reiztherapie und wirkt durch Mobilisierung der Selbstheilungskräfte. Ohne Selbstheilung passiert in unserem Körper nichts.

Satt essen trotz Diabetes

„Ich habe immer Hunger, als Diabetiker kann ich mich nie satt essen. Ich gehe oftmals hungrig schlafen. Gibt es da trotz Fortschritten der Medizin keine Lösung? Ich bin zu allem bereit."

Sie dürfen sich mit Rohkostsalaten jeder Art satt essen. Wenn Sie Rohköstler sind, brauchen Sie auch nicht auf die Broteinheiten zu achten und Ihr Blutzucker erholt sich wunderbar. Denn die Rohkost stellt eine Heilnahrung dar.

Selbst mit gekochtem Gemüse können Sie sich satt essen. Die vielen Vitalstoffe gehen beim Kochprozess nur teilweise verloren.

Wildgemüse, Wildsalat hilft besser als unser gezüchtetes Gemüse

„Auf dem Markt gibt es jede Woche zwei Stände mit Wildgemüse. Da muss man tatsächlich Schlange stehen. Ich habe da mal einen Kunden angesprochen und gefragt, was es mit dem Wildgemüse auf sich hat. Er erklärte mir, dass seine Nahrung zu 50 % aus Rohkost besteht, da er eine Stoffwechselstörung hat (Hyperlipidämie) und dass sich seine Werte, seit er Wildsalat isst, deutlich erholt hätten. Kann das sein? Ich bin Diabetiker, hat das auch für mich einen Sinn?"

Es gibt keine bessere Ernährungsbehandlung als die Frischkost mit einem großen Prozentanteil an Wildgemüse. Wenn es Ihnen möglich ist, entscheiden Sie sich mal für ein paar Wochen reine Rohkost mit einem hohen Prozentsatz an Wildgemüse zu essen. Die Vitalstoffe im Wildgemüse sind am höchsten. Der Autor Ostertag hat eine Schrift „Lebendige Makromoleküle" herausgegeben. Da vergleicht er die Inhaltsstoffe vom Wildgemüse mit denen von gezüchtetem Gemüse.

Diabetes-Tee, Rohkaffee-Tee, Misteltee

„Meine Cousine trinkt fast jeden Tag abends 2–3 Tassen Diabetes-Tee, wie sie sagt. Ein Heilpraktiker namens F. Viehauser habe die Zusammensetzung in seinem Buch veröffentlicht. Ist das auch was für mich? Ich habe leicht erhöhte Blutzuckerwerte, brauche aber noch keine Tabletten. Danke!"

Der Diabetes-Tee nach F. Viehauser (s. S. 228), der Rohkaffee-Tee nach Vogel, der Zuckertee nach Dr. Müller und der Misteltee sind erprobte Helfer bei der Diabetesbehandlung und beim sogenannten Prädiabetes als alleinige Arznei empfehlenswert.

Wechseln Sie die Tees am besten alle 6 Wochen ab, zwischendurch auch mal eine Pause von ca. 4 Wochen und wieder von vorn. Und, wenn Sie den Diabetes-Tee von Dr. Müller (s. S. 228) trinken, dann müssen Sie diesen am besten 6 Wochen lang im **täglichen Wechsel** 1x mit dem Lebertee, auch von Dr. Müller (s. S. 227), und 1x mit dem Nierentee (s. S. 227) trinken. Damit können Sie den Folgeschäden etwas vorbeugen.

Vom Rohkaffee-Tee, den man in der Schweiz aus Teufen beziehen kann (☎ +41 713 34666) sollte täglich 1 Tasse schluckweise über den Tag verteilt getrunken werden. Dieser Tee schützt vor Hypoglykämie und vor allem auch vor Hypoglykämie, er stabilisiert. Jahrzehnte habe ich ihn in meiner Praxis eingesetzt. Der Erfolg war oftmals verblüffend.

Wenn Sie Misteltee trinken wollen, dann geht das folgendermaßen:

Die Mistel wird kalt angesetzt und davon 3 TL Mistel auf je eine Tasse, täglich 3 Tassen trinken.

Verlangen nach Süßem

„Meine Schwester sagt schon mal „Du Süßmaul" zu mir. Sie hat auch recht. Meine Blutzuckerwerte erfordern noch keine Tabletten und kein Insulin. Wie kann ich süßen? Soll ich Rohrzucker, Fruchtzucker, Zuckeraustauschstoffe oder auch Honig benutzen?"

Nein, auf keinen Fall. Sie sollen sich die Geschmacksrichtung „Süß" abtrainieren. Das ist so einfach: 4 Wochen keinerlei Süßes, kein Zucker, kein Honig, keine Zuckeraustauschstoffe usw.

Nach vier Wochen lässt das Verlangen nach Süßem nach, süß ist nicht mehr attraktiv. Dies ist der einzig richtige Weg! Sie werden überrascht sein. Ich hatte während meiner 50-jährigen Praxistätigkeit immer wieder Diabetiker in der Ernährungsklinik Dr. Bruker und alle hatten nach dem Aufenthalt in dieser Klinik kein Verlangen mehr auf Süßes! 4 Wochen strenge Karenz! Ich versichere Ihnen, das klappt! Beginnen sie sofort, viel Erfolg!

Vermeidung/Abbau von Eiweißüberschuss durch Eiweißfasten und Aderlass

Professor Wendt ging dem Eiweiß auf die Spur und fand heraus, dass die Herz- und Kreislauferkrankungen Eiweißspeicherkrankheiten sind. Die Herzinfarkthäufigkeit und der Verzehr von tierischem Eiweiß steigen seit 4 Jahrzehnten proportional an (wobei die Anzahl der Todesfälle in den letzten 20 Jahren kontinuierlich um ⅓ gesunken ist). Wichtig ist zu wissen, dass „der gesteigerte Fleischverzehr auch dann die Arteriosklerose fördert, wenn er ohne Fettsucht verläuft" (K. Lang und R. Schön 1952).

Eiweißüberschüsse, d. h. zu viel tierisches Eiweiß, wirken sich sehr ungünstig auf unsere Gesundheit aus. Die Eiweißmast ist die Ursache von hohem Blutdruck und Bluteindickung, welche zu Thrombose und

Schlaganfall führen, außerdem zu Erkrankungen des Lymphgefäßsystems, denn die Gerinnungsfaktoren bestehen aus Eiweiß. Die richtige Ernährung lässt unser Blut, unsere Körpersäfte im allgemeinen wieder fließen. Dies ist enorm wichtig. Wo Fluss ist, gibt es keinen Stau, keine Bluteindickung, keine Entzündung.

Bei richtiger Ernährung können die Erythrozyten, die unter Eiweißmast verklebt in Geldrollenform im Dunkelfeldmikroskop zu sehen sind, wieder ihre Aufgabe, Sauerstoff zu transportieren, gerecht werden. Die Eiweißmast macht unser Blut zähflüssig und fördert die Übersäuerung in unserem Körper. Unter Eiweiß-Fasten lösen sich nicht nur die in Geldrollen verklebten Erythrozyten wieder auf, sondern auch andere Merkmale des eingedickten Blutes verschwinden. Filite und Mucorsymplasten, beides Eiweißverdichtungen, sind nach einigen Wochen Eiweiß-Fasten nicht mehr zu beobachten.

Unseren Eiweißbedarf sollten wir mit pflanzlichem Eiweiß decken. Wenn man täglich den Frischkornbrei nach Dr. Bruker isst und genügend Salate bzw. Gemüse, nur ganz kurz blanchiert, nimmt man ausreichend Eiweiß zu sich. Die pflanzlichen Hauptlieferanten für Eiweiß sind das Rohgetreide und Hülsenfrüchte. Sojaprodukte sollten nicht öfters als 2x pro Woche gegessen werden.

Der hohe Eiweißkonsum fördert die Zähflüssigkeit der Körpersäfte. Blut und Lymphe dicken ein, die roten Blutkörperchen werden unbeweglich, starr, kleben zusammen und können sich dann kaum noch durch die kleinen Blutgefäße schlängeln, welche dann verstopfen. Eine Säurestarre ist dann die Folge. Die Säurestarre kann in der Folge Gefäße verstopfen und ganz verschließen, sodass Blutgerinnsel einen Schlaganfall hervorrufen können. Aber auch die Gefäßwände leiden Schaden, sie werden brüchig, bedingt durch Ablagerungen in den Arterien. Folglich platzen diese, die Gehirnblutung ist die Folge. Weitere Eiweißspeicherkrankheiten sind Hörsturz, Tinnitus, Herzinfarkt und Arteriosklerose.

- Der Genuss von Säugetierfleisch, meist „rotes" Fleisch, ist streng zu meiden, dies fördert die Übersäuerung im Gewebe. Wenn Sie unbedingt Fleisch essen wollen, dann nehmen Sie höchstens 2x pro Woche je 100 g Hühner- oder Putenfleisch zu sich. Das Brustfleisch vom Huhn ist am besten verträglich.
- Meiden Sie Kuhmilch- und Kuhmilchprodukte völlig. Setzen Sie statt dessen Ziegenmilch bzw. deren Produkte auf Ihren Speiseplan, besser jedoch Hafermilch, Reismilch oder Dinkelmilch. So-

jamilch oder Sojamilchprodukte sollten nicht öfter als 2x in der Woche zum Einsatz kommen.

Leben Sie insgesamt vegetarisch. Sie müssen sich nicht vegan ernähren, aber meiden Sie soweit möglich Tierprodukte (Honig ausgenommen). Tierprodukte enthalten artfremdes Eiweiß, welches sehr schädlich fürs Immunsystem ist. Butter und Sahne sind erlaubt, der Eiweißgehalt ist ganz gering (2,5 %). Essen Sie viel Frischkost, der Rohkostanteil – an Ihrer gesamten Nahrung gemessen – sollte mindestens 50 % sein. Beim Kochprozess entsteht ein beträchtlicher Vitaminverlust. Vitamin C, E und B12, außerdem Lecithin, Folsäure und Biotin leiden am meisten. Tiefkühlkost gehört zur Frischkost, das Vitamin E ist am empfindlichsten. Insgesamt sind nach 4 Monaten etwa 15 % der Vitalstoffe verloren gegangen, nach 1 Jahr ca. 55 %. Wenn Sie Frischgemüse lagern wollen, dann bewahren Sie es bitte dunkel und kühl auf. Ein Salat, der 3 Tage alt ist, beinhaltet nur noch 25 % der Inhaltsstoffe.

Eine weitere gute Hilfe bei Abbau von Eiweißüberschüssen ist der **Aderlass**, eine der ältesten Behandlungsmöglichkeiten überhaupt. Als Vorsorge von Gefäßerkrankungen ist er eine sehr gute Medizin. Man kann diesen an verschiedenen Körperstellen anlegen, z. B. an den Beinvenen bei Stau, Entzündung oder Thrombose der unteren Extremität, in der Kniekehle bzw. in den Armvenen, welche die meist bevorzugte Stelle ist. Vorbeugend gegen Herzinfarkt, Schlaganfall, Thrombose und Durchblutungsstörungen jeglicher Art wird er eingesetzt und wirkt ausgezeichnet. Aderlass bedeutet **Eiweißverlust; er wirkt der Überfüllung der Eiweißspeicher entgegen**; die Gerinnungsfaktoren im Blut, welche Eiweißkörper sind, kehren zur Norm zurück, der Aderlass wirkt somit dem Schlaganfall entgegen.

Blut und Lymphe werden flüssiger, Stau, Entzündung und Bluteindickung verschwinden. Die Geldrollenbildung der Erythrozyten, welche in der Dunkelfeldmikroskopie zum Ausdruck kommt, auch die Filite und Mucor-Symplasten, welche bei zähflüssigem Blut zu sehen sind, lösen sich auf. Der Aderlass wirkt somit der Übersäuerung des Gewebes entgegen. Schlackenstoffe werden ausgeleitet. Der Tumorbildung wird entgegengewirkt. Die erhöhten Blutfettwerte kehren zur Normalität zurück, Blutdruckwerte ebenso, es wird dadurch der Arteriosklerose vorgebeugt. Weiterhin wirkt der Aderlass fiebersenkend, krampflösend und schmerzlindernd. Eine optimale Durchschaltung der Gewebe ist gewährleistet.

Die Menge und Häufigkeit der Blutentziehung richtet sich nach dem Krankheitsbild und der Konstitution des Patienten. Bei einer hypertensiven Krise kann z. B. eine Menge von 300 ml oder mehr entnommen werden, wenn es sich um einen vollblütigen Patienten mit guter Konstitution handelt. Man kann den Aderlass dann nach 1–2 Tagen nochmals wiederholen, je nach Erkrankung und Konstitution der Patienten.

Zusammenhang zwischen Eiweißkonsum und Spätschäden an den Gefäßen

„Da ich die Kohlenhydrate einschränken muss, empfiehlt mir mein Arzt als Ersatz mehr Eiweiß zu essen. Meine Schwester erzählte mir, dass sie in der Diabetikerklinik das Gegenteil gehört hat. Sie hat gelernt, dass die Spätschäden an den Gefäßen durch hohen Eiweißkonsum verursacht werden. Diabetisches Gangrän, Augenleiden, Erkrankungen der Niere, Herzinfarkt, Schlaganfall und Arteriosklerose allgemein seien eine Folge von zu hohem Eiweißkonsum. Was stimmt jetzt?"

Bei Diabetikern, welche länger als 10 Jahre an dieser Krankheit leiden, treten arteriosklerotische Veränderungen auf, Diabetes ist ein wesentlicher Risikofaktor. Der Zusammenhang zwischen dem Verzehr von tierischem Eiweiß – hier vor allem „rotes" und verarbeitetes Fleisch – und Gefäßschäden ist statistisch nachweisbar (s. Seite 61). Prof. Wendt und Prof. Kollath sind der Eiweißfrage nachgegangen. Histologische Untersuchungen bestätigen den Zusammenhang zwischen Eiweißmast und Gefäßschäden an der Basalmembran der Kapillaren.

Mein Kirschbaum – mein Alles!

„Ich bin 78 Jahre alt, Diabetiker. Jetzt ist wieder Kirschenzeit im Garten und ich esse täglich zweimal ungefähr ein Pfund Kirschen. Ich stelle fest, dass mein Blutzucker in die Höhe geht, meist auf ca. 220 mg/dl, aber nach kurzer Zeit purzeln die Werte. Das ist beim Genuss sonstiger Süßigkeiten nicht so. Ich verstehe das nicht! Ich freue mich natürlich, denn die Spätschäden hängen ja davon ab, wie lange der Blutzucker solche Spitzen aufweist. Außer einer Retinopathie habe ich noch kei-

> ne Spätfolgen! Gibt es einen Unterschied von Blutzuckeranstieg nach Genuss von süßem Obst und anderen süßen Sachen? Danke!“

Das rohe Obst beinhaltet außer Zucker auch Stoffe, welche die Blutzuckerwerte schnell purzeln lassen. Aber seien Sie doch bitte auch mit dem Genuss der Kirschen vorsichtig.

3 Folgeerkrankungen bei Diabetes mellitus – Prävention und Behandlung

I. Augenerkrankungen, die bei Diabetes gehäuft vorkommen

Katarakt

„Ich bin 56 Jahre alt, männlich, und seit 11 Jahren Diabetiker Typ II. Bei mir hat der Augenarzt Katarakt festgestellt. Arznei oder Augentropfen bekam ich nicht. Das Geschehen sei noch im Anfang. Kann ich das Fortschreiten aufhalten?"

Auf jeden Fall! Ganz wichtig ist: Sie dürfen das Auge nicht isoliert von Ihrem Körper betrachten – das Auge ist ein Teil des Ganzen. Der Säure-Base-Haushalt muss in Ordnung gebracht werden. Alkala N und Citrokehl müssen nach Anweisung zum Einsatz kommen. Außerdem sanuvis, morgens 60 Tropfen.

Mucokehl D5 Augentropfen sollen 2x je 1 Tropfen pro Tag in jeweils den äußeren Augenwinkel in jedes Auge gegeben werden.

Zusätzlich sollte folgende Injektion 2x wöchentlich zum Einsatz kommen und zwar über Monate – je nach Befund.

Injektionstherapie:
1 Amp. Mucokehl D6
1 Amp. Circulo Injeel
1 Amp. Ginkgobakehl
1 Amp. Oculus totalis suis Injeel
zusammen aufziehen, i.v. spritzen, 2x pro Woche, über Wochen bis Monate.

Zusätzlich sollte 1x pro Monat ein Aderlass vorgenommen werden. Die Menge muss ein Heilpraktiker oder Naturarzt bestimmen. Die Selbstheilungskräfte kommen in dieser Kombination besser zur Wirkung.

Orale Therapie:
Phosphorus D6, 3x 5 Tropfen pro Tag auf die Zunge geben oder 3x 5 Globuli lutschen, 6 Wochen lang.

Anschließend:
Calcium fluoratum D6, 3x 1 Tablette pro Tag, 4 Wochen lang.
Dann:
Magnesium fluoratum D6, 3x 1 Tablette pro Tag, 6 Wochen lang.

Zusätzlich zur homöopathischen Therapie muss Sanukehl myc., 3x je 5 Tropfen pro Tag oral, 2 Monate lang, zum Einsatz kommen

Langzeittherapie:
Propionibacterium avidum D5, 3x je 1 Kapsel pro Woche, 3 Monate lang.

Die Einnahme der sanum-Bakterienpräparate siehe S. 237.

Eventuelle Zusatztherapie, je nach Verlauf:
Mucokehl D5, morgens 1 Tablette lutschen, und nigersan D6, abends 1 Tablette lutschen, über 3 Monate.

Als Langzeittherapie ist zu einer Vitamin-C-15 g-Pascoe-Kur zu raten (siehe S. 226). Eiweißfasten und Purgieren (siehe S. 64) ist ratsam, außerdem den Salzkonsum stark reduzieren. Die Selbstheilung kommt dann in Gang. Vitamin C ist ein sehr wichtiger Stoff zur Gesunderhaltung der Augen.

Trockene Augen

„Meine trockenen Augen regen mich auf. Mein Hausarzt sagt, im Alter und bei Diabetes mellitus käme dieses Symptom oftmals vor. Aber Hilfe habe ich keine bekommen."

Therapievorschlag:
Benutzen Sie die Mucokehl D5 Augentropfen von der Firma sanum. Geben Sie 2x am Tag in jedes Auge, in den äußeren Augenwinkel, je 1 Tropfen Mucokehl D5 Augentropfen. Dies hilft Ihnen sicher.

Nach 4 Wochen benutzen Sie ein anderes Präparat: Conisan N Augentropfen, auch 4 Wochen lang, dann erneut Mucokehl D5 Augentropfen usw.

Die Ernährung sollte reich an **Fischöl** sein, entweder 3x pro Woche Seefisch essen oder Fischölkapseln einnehmen.

Therapievorschlag aus der Horvi-Enzym-Therapie:
Horvi-Nucleozym comp. 12: 3x je 8 Tropfen täglich einnehmen, zusätzlich 3x je 8 Tropfen Naja mite.

Sie können beide Therapien kombinieren.

Ganz wichtig:
Das Kneipp'sche Augenbad sollte Anwendung finden (siehe S. 225).

Augenvenenthrombose bei Diabetes mellitus Typ II

„Ganz plötzlich überraschte mich eine Augenvenenthrombose, ich war in der Augenklinik, ich möchte gerne vorbeugen, dass so etwas nicht mehr passiert. Ich bin Diabetikerin."

Geben Sie in jedes Auge 2x pro Tag je 1 Tropfen Mucokehl D5 Augentropfen von der Firma sanum, dies ist eine Langzeittherapie.

Zusätzlich sollten Sie 3x pro Tag je 1 Tablette Crotalus horridus D6 lutschen, 6 Wochen lang, dann 6 Wochen Pause, dann wieder von vorn.

Außerdem sollte Ginkgobakehl D4 (sanum) nach Anweisung eingenommen werden und zwar über Monate.

Als Anwendung empfehle ich eine HOT (hämatogene Oxidationstherapie), 8 Sitzungen, 2x pro Woche, am besten im Frühjahr und Herbst, wenn der Stoffwechsel sich umstellt. Ersatzweise, falls die Sauerstofftherapie nicht möglich ist, kommen Vitamin-C-Pascoe Infusionen in Frage (siehe S. 226).

Eine streng vegetarische Kost soll eingehalten werden.

Blutegel und Aderlass

„In meiner nächsten Nachbarschaft praktiziert ein Heilpraktiker, schon sehr betagt und mindestens 80 Jahre alt, der bei erhöhtem Blutdruck Blutegel setzt und Aderlässe macht. Ich weiß das ganz sicher. Manche Leute spotten und sagen „Therapie aus dem Mittelalter". Wie verhält es sich damit? Ich habe selbst auch Werte von 160/95 mmHg bei Diabetes mellitus."

Das sind sehr erfolgreiche Therapien, welche nicht unterdrückend wirken. Leider ist die Apparatemedizin zur Zeit so sehr in den Vordergrund gerückt. Aderlässe und Blutegel sind ableitende Aschner-Methoden, welche nie versagen und ganz individuell eingesetzt werden können. Ich habe über 50 Jahre immer wieder Blutegel gesetzt und Aderlässe vorgenommen. Die Hilfe ist ganz zuverlässig. Oftmals brauchte man keinerlei andere Arznei, es kamen diese Methoden als alleinige Therapie zum Einsatz.

Machen Sie doch mal einen Termin bei diesem Herrn, er hat bestimmt viel Erfahrung und wird Sie entsprechend behandeln. Die Hilfe ist garantiert.

Nachlassende Sehkraft nach Covid-19 Infektion bei beginnendem Katarakt und Diabetes mellitus Typ II

„Ich habe einen beginnenden Katarakt und bin Diabetiker. Meine Sehkraft hat sich in den letzten 2 Jahren nicht verschlechtert, auch der Katarakt nicht. Ich habe die Covid-19 Infektion überstanden, aber seit dieser Infektion hat meine Sehkraft deutlich nachgelassen. Der Augenarzt konnte keinen weiteren krankhaften Befund feststellen. Können Sie mir mit meinen Augen helfen? Danke!"

Injektionstherapie:
1 Ampulle Mucokehl D5 und 1 Ampulle Oculis totalis Injeel zusammen aufziehen, i.v. spritzen, 2x pro Woche, 4 Wochen lang, dann 1x pro Woche über ½ Jahr.

Orale Therapie:
Phosphorus D6, 3x je 5 Tropfen oder je 5 Globuli pro Tag, 6 Wochen lang.
Anschließend:
Gelsemium D6, 3x je 1 Tablette pro Tag, 6 Wochen lang.

Langzeittherapie:
Anschließend oder auch von Anfang an dazu, je nachdem wie das Beschwerdebild ist:
sankombi, 2x je 5 Tropfen pro Tag oral und je 1 Tropfen auf jede Schläfe einreiben.

Zusätzlich:
Propionibacterium avidum D5, 2x je 1 Kapsel pro Woche, über Monate.

Die Einnahme der sanum-Bakterienpräparate siehe S. 237.

Weitere Verfahren:
Mucokehl **Augentropfen** zum Einsatz bringen, 2x pro Tag je 1 Tropfen in jedes Auge geben, in den äußeren Augenwinkel.

Und unbedingt die Augenbäder nach Kneipp zum Einsatz bringen (siehe S. 225).

Gefäßsklerose – Ursache von Augenleiden bei Diabetes mellitus

„Ich wurde vor 2 Jahren am Katarakt operiert und jetzt sehe ich wieder ganz schlecht. Es handelt sich um eine Makuladegeneration. Mein Augenarzt hat mir ein Kontrastmittel eingespritzt und meine Augen ganz gründlich untersucht. Er sprach von einer Gefäßsklerose, ich bin 75 Jahre alt, Diabetikerin seit 20 Jahren. Gibt es Hilfe, dass die Sklerose nicht weiter fortschreitet, da dies eine mögliche Ursache von der Makuladegeneration sei?"

Ja, es gibt Hilfe. Eine **Injektionstherapie** empfehle ich:
1 Ampulle circulo Injeel
1 Ampulle Mucokehl D5
1 Ampulle Nigersan D6
1 Ampulle Ginkgobakehl
alle 4 zusammen aufziehen, i.v. spritzen, 1x pro Woche über 2–3 Monate.

Medikation:
sanukehl acne D6, 10 Tropfen pro Tag, zur Hälfte in die Ellenbeuge einreiben, die andere Hälfte einnehmen, über 8 Wochen.
Secale Olplx Tropfen nach Anweisung über 6 Wochen.

Anschließend:
Aurum jodatum D6, 3x pro Tag je 1 Tablette, über weitere 6 Wochen.

Danach:
Horvi-Nekleozym Comp. 5 und Horvi-Nukleozym Comp. 20: 3x pro Tag je 8 Tropfen im Abstand von 5–10 Minuten auf der Zunge zergehen lassen.

Langzeittherapie:
Propionibacterium avidum D5 (Bezug Holomed, siehe Anhang), 3x pro Woche, je 1 Kapsel vor dem Schlafengehen, über 4 Monate.

Die Einnahme der sanum-Bakterienpräparate siehe S. 237.

Später:
Tebonin intens, 1 Kapsel pro Tag im täglichen Wechsel mit Leptospermum Tropfen (Holomed) nach Anweisung.

Wenn die Spritzenserie zu Ende ist oder anstatt der Spritzenserie, kommt eine **Eigenbluttherapie** in Frage: 1.–5. Woche: jeweils Montag und Freitag 2,0 ml Eigenblut und 1 Ampulle Ginkgobakehl oder circulo Injeel i.m. spritzen. Sie können diese Kur 2x im Jahr, im Frühjahr und Herbst, durchführen, nämlich dann, wenn der Stoffwechsel sich umstellt.

Als Zusatz empfehle ich, täglich 2 Teelöffel **Ascorbinsäure** in etwas Saft aufgelöst über den Tag verteilt einzunehmen, da die Ascorbinsäure einen besonders günstigen Einfluss auf die Alterungsprozesse der Gefäße ausübt. Die Gefäßwände bleiben elastischer und die Plaquebildung an der Intima-Media wird aufgehalten.

Sie können auch **Vitamin-C-Infusionen Pascoe** 2x pro Jahre zum Einsatz bringen. Das Therapieschema siehe S. 226.

Auch eine **HOT** Behandlung bzw. eine **Ozon** Behandlung 1–2x im Jahr wirken der Bildung von Plaques an Gefäßen entgegen. Das Blut fließt wieder besser, die Verklebung der roten Blutkörperchen wird aufgelöst, die Geldrollenbildung verschwindet. Der Sauerstoff beugt den Alterungsprozessen vor. Die HOT Behandlung wird 1–2x pro Jahr, im Frühjahr und Herbst, durchgeführt, ebenso die Ozon Behandlung, am besten beide Behandlungen im Wechsel.

Störfeldsuche bei Katarakt bzw. Glaukom bei Diabetes mellitus Typ II

„Ich habe einen beginnenden Katarakt und auch die Augendruckwerte steigen langsam aber stetig an. Das Grundleiden heißt Diabetes mellitus Typ II. Wie wenn das nicht genug wäre! Ich bin 62 Jahre alt und meine Tochter liegt mir in den Ohren, ich solle mich von meinen toten Zähnen trennen und auch eventuelle weitere Störfelder beseitigen lassen. Wer macht so etwas? Ist das notwendig?“

Auf jeden Fall! Ein Neuraltherapeut untersucht Ihren Körper auf Störfelder, welche unbedingt beseitigt werden müssen, z. B. tote Zähne (Wurzelfüllungen), entzündete Narben, Galleleiden, chronische Mandelentzündung usw. Der Gang zum Neuraltherapeuten lohnt sich.

Glaukom – Verhütung

„Meine Mutter und meine Tante haben die Krankheit Glaukom und müssen alle 4 Wochen zum Augendruckmessen. Kann ich vorbeugen, damit mir diese Krankheit erspart bleibt? Ich bin 51 Jahre alt, Diabetikerin.“

Geben Sie in jedes Auge 1x pro Tag 1–2 Tropfen Mucokehl D5 Augentropfen, jeweils in den äußeren Augenwinkel. Dies ist eine Langzeittherapie.

Ein krankes Auge in einem sonst gesunden Körper gibt es nicht. Eine isolierte Augenkrankheit abgekoppelt vom Gesamtstoffwechsel ist nicht denkbar, kann nicht vorkommen. Deswegen sorgen Sie für einen gesunden Stoffwechsel.

Entsäuern Sie Ihren Körper mit alkala-N Pulver, 2x pro Tag je 1 Messlöffel voll, gelöst in heißem Wasser, nüchtern trinken, für 3 Wochen, anschließend alkala-S Pulver 1 Teelöffel voll täglich, in heißem Wasser gelöst zu den Mahlzeiten.

Außerdem sollten von Anfang an sanuvis, 60 Tropfen morgens, und Citrokehl Einsatz finden

Trinken Sie keinen Grüntee, keinen Bohnenkaffee, keine Cola, sonstige Süßgetränke und auch keinen Schwarztee.

Schränken Sie die Eiweißzufuhr ein, Schweinefleisch, Kuhmilch- und Hühnereiprodukte sind verboten. Alle Zuckerarten sollten im Haushalt gestrichen werden. Süßen Sie eventuell mit wenig Honig.

Essen Sie Gemüse, Kartoffeln, Naturreis, Salat, Nüsse und 2x pro Woche Fisch (Makrelen, Lachs oder Thunfisch). Bevorzugen Sie grünes Blattgemüse.

Essen Sie nur 2–3x pro Woche Brot und zwar Haferbrot, welches Sie selbst backen können, aus 60 % Hafermehl und 40 % Dinkelmehl, um eine entsprechende Konsistenz zu erreichen. Das Essäer Brot ist auch geeignet. Die Brotmahlzeiten sollen durch Gemüsemahlzeiten ersetzt werden. Morgens essen Sie am besten den Frischkornbrei nach Bruker, siehe S. 27.

Vitamin C hilft auch die Augenkrankheit Glaukom zu verhindern. Dies ist ein sehr wichtiger Stoff zur Gesunderhaltung der Augen. Ich empfehle 2x pro Jahr Vitamin-C-15g-Pascoe Infusionen wie auf S. 226 beschrieben.

Weitere Anwendungen

Die Hämatogene Oxidationstherapie (HOT) (siehe S. 222) hat besondere Auswirkung, wenn es um die Fließeigenschaft des Blutes geht. Die Verklebung der roten Blutkörperchen wird gelöst. Die roten Blutkörperchen werden beweglicher und können auch durch die kleinsten Haargefäße wieder besser fließen. Eine optimale Sauerstoffversorgung hilft Krankheiten vorzubeugen. Die Immunabwehr wird gesteigert. Sie sollten diese Behandlung 1x im Jahr, 10 Sitzungen, 2x pro Woche in Betracht ziehen. Auch eine Ozon Behandlung kommt in Frage, allerdings rate ich zur HOT, die hierbei der Sauerstoff mehr in die kleinen Gefäße eindringt.

Katarakt-Prävention bei Diabetes mellitus Typ II

„In meiner Familie sind 3 Personen, die an Grauem Star leiden. Ich bin 60 Jahre alt und bis jetzt ist bei mir noch alles in Ordnung. Aber bei meiner Mutter ging es auch erst mit 65 Jahren los. Nach 2 Jahren musste sie dann operiert werden. Kann ich vorbeugend etwas tun, um dieser Krankheit zu entgehen, da ich Diabetikerin bin und von daher schon gefährdet?"

Ja, man kann den Stoffwechsel vom Auge nicht vom Gesamtstoffwechsel isoliert betrachten. Ein krankes Auge in sonst einem gesunden Körper ist nicht vorstellbar. Deshalb mein Rat: Achten Sie auf Ihre Ernährung! Beginnen Sie damit, dass Sie Ihren Körper zunächst einmal entsäuern, und zwar mit alkala-N Pulver, 2x pro Tag je 1 Messlöffel voll in heißem Wasser lösen und nüchtern trinken, etwa 3 Wochen lang, anschließend alkala-S Pulver 1x am Tag 1 Teelöffel voll, in Wasser gelöst, zu den Mahlzeiten trinken. Zusätzlich 1x pro Tag sanuvis, 60 Tropfen, und Citrokehl Tropfen, nach Anweisung.

Reduzieren Sie Ihre Eiweißaufnahme. Hühnerei- und Kuhmilchprodukte, außerdem Schweinefleisch sind streng verboten, auch alle Zuckerarten. Seien Sie sparsam mit Salz. Essen Sie Kartoffeln, Naturreis, Gemüse, Salat, Nüsse, Obst und 2x pro Woche Fisch (Lachs, Makrelen, Thunfisch) (siehe Kapitel „Ernährungsumstellung"). Wenn Sie 3x pro Woche Brot essen, reicht das, ansonsten sind Gemüsemahlzeiten vorzuziehen. Ich empfehle Haferbrot und das Essäer Brot (siehe S. 230). Haferbrot können Sie selbst backen, bestehend aus 60 % Hafermehl und 40 % Dinkelmehl, um die Konsistenz zu erreichen. Die anderen Brotsorten säuern zu sehr. Zum Frühstück soll der Frischkornbrei nach Bruker gegessen werden (siehe S. 231).

Geben Sie Mucokehl D5 Augentropfen, 1x pro Tag je 1 Tropfen in jedes Auge, jeweils den äußeren Augenwinkel. Dies ist eine Langzeittherapie.

Vitamin C hilft auch den Katarakt zu verhindern. Das Therapieschema für Vitamin-C-Pascoe Infusionen nach Harald Krebs (Heilpraktiker) finden Sie auf S. 226.

Nosodenbehandlung bei Makuladegeneration

„Ich habe eine Makuladegeneration bei Diabetes mellitus Typ II. Mein Cousin hat auch eine solche, er ist bei einem Heilpraktiker in Behandlung und bekommt eine Nosodenbehandlung. Können Sie mich darüber aufklären? Ich möchte dann vielleicht mit ihm zu diesem Heilpraktiker gehen und mich auch behandeln lassen. Mein Cousin ist total zufrieden mit dieser Behandlungsart."

Das glaube ich, da die Nosodenbehandlung die Erbgifte unschädlich macht, und das ist ganz wichtig. Gleich am Anfang der homöopathischen Behandlung sollte die passende Nosode dazu gegeben werden. Dann hilft die Homöopathie viel besser.

Bei einer Makuladegeneration kommt die Nosode Luesinum in Frage. Die Potenz und die Abstände zwischen den einzelnen Gaben muss ein erfahrener homöopathischer Arzt bzw. Heilpraktiker bestimmen. Vertrauen Sie sich dem Heilpraktiker an. Er wird für Sie natürlich auch das passende homöopathische Einzelmittel finden. Die Nosode schützt dann vor Rückfällen.

Glaukom und Vitamin C bei Diabetes mellitus Typ II

„Meine Diagnose lautet Glaukom. Meine Tante bekam Hilfe mit Vitamin-C-Infusionen. Können sie mir helfen, indem Sie mir ein Schema geben, wie viele Infusionen und welche Dosierung mein Hausarzt mir die Infusionen verabreichen sollte. Er ist dazu bereit, hat allerdings wenig Erfahrung damit. Ich bin Diabetikerin seit 20 Jahren."

Mit diesen Infusionen konnte ich vielen Patienten helfen, die üblichen Kontraindikationen bei der Vitamin-C-15g-Pascoe Therapie sind ja bekannt. Das Therapieschema finden Sie auf S. 226.

Salzkonsum bei Katarakt (Grauem Star) und Diabetes mellitus Typ II

„Habe ich richtig gehört? Meine Tante, Diabetikerin, leidet an Katarakt und ihr Heilpraktiker hat ihr den Salzkonsum eingeschränkt. Können Sie mich darüber aufklären? Ich bin selber Diabetikerin und gönne mir nichts Süßes. Mein Grauer Star schreitet Richtung Operation, welche ich vermeiden möchte."

Ja, das stimmt! Salz und Zucker sind sehr ungünstig, was das Fortschreiten des Grauen Stars betrifft. Begnügen Sie sich mit Diät-Salz aus dem Reformhaus.

Und ganz wichtig: Sie können die Augenkrankheit nicht isoliert behandeln. Das Auge ist in den Gesamtstoffwechsel einbezogen. Entsäuern Sie Ihren Körper mit alkala N, sanuvis Tropfen und citrokehl (siehe Anhang). Dann stellen Sie bitte Ihre Ernährung um. Essen Sie bitte kein Schweinefleisch, keine Kuhmilch- und Hühnereiprodukte, alle Zuckerarten müssen aus dem Haushalt verschwinden. Ein wenig Honig bei leichtem Diabetes ist zum Süßen da, wenn es unbedingt sein muss. **Und bitte sind Sie mit dem Salzen vorsichtig**.

Vor einer Behandlung lassen Sie bitte Ihre Zähne sanieren, und auch sonstige Herde sollten ausgeschlossen werden. Falls nötig, suchen Sie einen Neuraltherapeuten auf.

Nachlassende Sehkraft bei Diabetes mellitus Typ II

„Meine Sehkraft lässt nach, ich bin 73 Jahre alt und habe Diabetes. Der Augenarzt konnte weder einen beginnenden Katarakt noch ein Glaukom oder eine Makuladegeneration feststellen. Ich hatte große Angst vor einer solchen Diagnose. Können Sie mir aus der Naturheilkunde Augentropfen oder sonst etwas gegen die alten Augen verraten?"

Mucokehl D5 Augentropfen sind das wichtigste Mittel. Geben Sie 2x pro Tag je 1 Tropfen Mucokehl D5 Augentropfen in jedes Auge und zwar in den äußeren Augenwinkel. Dies ist eine Langzeittherapie. Sie können die Mucokehl Augentropfen auch abwechselnd mit den Lento Nit K Augentropfen der Firma Optima zur Anwendung bringen.

Zusätzlich oder auch als alleinige Therapie sollten die Kneipp'schen Augenbäder Einsatz finden (siehe S. 225).

Sollte einmal der gewünschte Erfolg ausbleiben, dann hat die Horvi-Enzym-Therapie noch eine Arznei, welche ich gelegentlich auch mit Erfolg eingesetzt habe: **Nucleozym comp. 12**. Es werden 3x pro Tage jeweils 8 Tropfen eingenommen. Diese Tropfen sollten vor dem Schlucken 1 Minute im Mund behalten werden.

Glaukom und Bach-Blüten bei Diabetes mellitus Typ II

„Ich gebe zu, ich bin ein unruhiger, nervöser Mensch. Ich bin 45 Jahre alt und Diabetiker. Ich wollte manchmal, ich wäre etwas gleichgültiger, aber das ist nicht so einfach. Mein Augenarzt ermahnt mich oftmals, ruhiger zu werden, das wirke sich positiv auf den Augeninnendruck aus. Gibt es irgendwie Hilfe, vielleicht von den Bachblüten? Davon habe ich schon viel Gutes gehört. Meiner Mutter hat einmal die Bachblütentherapie sehr gut geholfen. Sie war damals depressiv."

Es gibt verschiedene Blüten, welche entspannend wirken:

Impatiens hilft, wenn bei Ihnen alles nicht schnell genug geht, wenn Sie sich gehetzt fühlen, wenn Sie ungeduldig und hektisch sind. Wenn Sie schusselig, kribbelig und unruhig sind, dann hilft Ihnen diese Blüte ruhiger zu werden. Dies hat auch Auswirkung auf den Augeninnendruck so wie auf den Blutdruck. Und ganz wichtig: Meiden Sie Bohnenkaffee, Schwarztee, Grüntee und Cola.

Holly kommt auch oft vor, wenn man einen gereizten Patienten behandelt. Man kann ja 5–6 Bachblüten in eine Einnahmeflasche von 30 ml geben. Holly passt gut auf gereizte, wütende und sogar aggressive Menschen, welche leicht verärgert sind und etwas gelassener werden, wenn sie mit dieser Blüte behandelt werden. Sie werden freundlicher und liebenswürdiger und das tut dem ganzen Körper gut.

Eine weitere Blüte, welche bei Stress und Hektik unbedingt berücksichtigt werden sollte, ist die Blüte **Cherry Plum**. Menschen, welche diese Blüte benötigen, sind unausgeglichen, unbeherrscht, unvernünftig und neigen zu Kurzschlusshandlungen. Gefühlsausbrüche bestimmen ihren Alltag und diese Menschen leiden darunter. So ein Gefühlsausbruch lässt den Blutdruck und auch den Augeninnendruck ansteigen. Wenn solche Menschen mit dieser Blüte behandelt werden, dann werden sie gelassener, ruhiger und ausgeglichener.

Eine weitere Blüte, welche mit Gefühlsüberdruck zu tun hat, ist die Blüte **Sweet Chestnut**. Menschen, die verzweifelt sind, völlig kopflos und sich oftmals in ausweglosen Situationen befinden, bekommen auf diese Weise Hilfe. Sie werden zuversichtlicher.

Ähnlich ist es bei der Blüte **Rock Rose**. Kopflosigkeit und Panik sind das Thema dieser Blüte, die zu den Angst-Blüten gehört. Man ist vor Angst völlig panisch und verliert jeden Überblick. Man ist nicht in der Lage, die Ausnahmesituationen zu meistern. Es gibt dadurch hohe Blutdruckwerte und auch der Augeninnendruck steigt.

Eine weitere Angst-Blüte ist **Mimulus**. Das Thema heißt Angst vor bestimmten, konkreten Dingen und Situationen. Auch bei allgemeinen Ängsten kommt diese Blüte zum Einsatz. Wenn ein Mensch lange unter Angst und Spannung steht, dann dreht der Blutdruck auch durch und oftmals reagiert auch der Augeninnendruck.

Und die 4. Angst-Blüte ist **Aspen**. Es handelt sich hier um eine unbegründete Angst, ein starkes Angstgefühl. Man kann gar nicht so genau sagen, wovor man sich fürchtet im Gegensatz zu der Angst bei Mimulus, welche zielgerichtet ist. Aber auch die Angst bei Aspen ist für den Blutdruck und Augeninnendruck keinesfalls zuträglich.

Rock Water, das Wasser aus einer Heilquelle, ist für starre, zu disziplinierte Menschen, welche zu streng zu sich selbst sind, geeignet. Solche Menschen gönnen sich nichts, haben ein sehr starres Lebensprogramm, man kann schon von Selbstkasteiung sprechen. Durch diese Lebenshaltung entsteht oft auch ein Bluthochdruck und ein erhöhter Augeninnendruck.

Und die letzte Blüte in diesem Zusammenhang ist **Oak**. Diese Menschen sind verbissen, ehrgeizig, pflichtbewusst, geben nie auf, gehen bis zum letzten. Sie können weder nachgeben noch aufgeben. Diese Blüte tut oft auch gute Dienste bei Bluthochdruck und krisenhaft erhöhtem Augeninnendruck.

Man kann die Blüten, welche in Frage kommen, auch mischen und entweder eine 30 ml Einnahmeflasche herstellen oder die Wasserglasmethode anwenden (siehe S. 238).

Doppelsehen bei Makuladegeneration und Diabetes mellitus Typ II

„Ich bin Diabetiker, 61 Jahre alt. Seit 1 ½ Jahren spricht mein Augenarzt von einer trockenen Makuladegeneration, aber gegen die Doppelbilder, welche sehr störend sind, hat er mir nichts gegeben. Haben Sie Hilfe für mich?"

Therapievorschlag:
1x pro Monat 1 Aderlass, die Menge richtet sich nach Ihrer Gesamtkonstitution (ca. 100–200 ml).

Oral:
Gelsemium D6, 4x pro Tag je 1 Tablette, 1 Woche lang, dann 3x pro Tag je 1 Tablette, 6 Wochen lang.

Anwendungen:
Mucokehl D5 Augentropfen von der Firma sanum, 2x pro Tag je 1 Tropfen in jedes Auge geben, jeweils in den äußeren Augenwinkel.

Falls der Therapievorschlag nicht zufriedenstellend ist, dann muss ein geübter Homöopath aus der Vielzahl der Arzneien das für Sie passende Mittel suchen und zusätzlich die entsprechende Nosode.

Diabetes mellitus Typ II und beginnendes Glaukom

„Ich bin Diabetiker und habe einen beginnenden Katarakt. Auch mein Augendruck ist erhöht und steigt in letzter Zeit. Vor dem Katarakt habe ich keinerlei Angst, aber vor einem Glaukom. Können Sie mir mit der Homöopathie und Naturheilkunde helfen, damit die Werte nicht immer weiter steigen? Danke!"

Injektionen:
Zu Beginn 4 Wochen lang Injektionen, 1–2x pro Woche 1 **Mischspritze** aus:
1 Amp. Mucokehl D5
1 Amp. Circulo Injeel
1 Amp. Ginkgobakehl
1 Amp. Oculus totalis suis Injeel
alle 4 Ampullen zusammen aufziehen, i.v. spritzen.

Anschließend:
Blutegelbehandlung: Alle 6 Wochen 2–3 Blutegel hinter jedem Ohr ansetzen. Eventuelle Blutverdünner absetzen!
und:
Ozon-Therapie, 1–2x im Jahr, 2x pro Woche jeweils 10 Sitzungen.

Therapieschema für Vitamin-C-Pascoe Infusionen siehe S. 226.

Orale Therapie:
Phosphorus D6, 3x je 5 Tropfen pro Tag oder 3x je 5 Globuli pro Tag, 6 Wochen lang.

Anschließend:
Aurum metallicum D6, 3x je 1 Tablette pro Tag, 6 Wochen lang.

Danach:
Glonoinum Homaccord Tropfen nach Anweisung, über Wochen.

Langzeittherapie:
Propionibacterium avidum D5, anfangs 3x jeweils 1 Kapsel pro Woche, später 2x pro Woche je 1 Kapsel, über längere Zeit.

Die Einnahme der sanum-Bakterienpräparate siehe S. 237.

Lokal:
Mucokehl D5 Augentropfen, 2x pro Tag je 1 Tropfen in jedes Auge geben, in den äußeren Augenwinkel, und je 1 Tropfen über jeder Schläfe einreiben.

Wichtig: Eiweißfasten ist vordringlich, Vermeidung von Kaffee, Grüntee und Schwarztee sowie Cola.

Als **Schmerztherapie**, falls der Druck sehr hoch ist und Sie über Kopfschmerzen klagen:
Gelsemium Homaccord Tropfen und spigelon Tropfen, jeweils nach Anweisung (selbstverständlich unter fachärztlicher Kontrolle).

Diabetische Retinopathie mit drohender Netzhautablösung

„Ich leide unter einer diabetischen Retinopathie mit drohender Netzhautablösung. Gibt es aus der Naturheilkunde Hilfe? Danke!"

HOT-Therapie 2x pro Jahr, 10 Sitzungen, 2x pro Woche. Es kann auch **im Wechsel** eine **Ozon-Therapie** und eine **HOT-Behandlung** je 1x pro Jahr, 10 Sitzungen, 2x pro Woche, durchgeführt werden.

Orale Medikation:
Crotalus horridus D200, je 2 Globuli alle 6 Wochen, über 6 Monate.
Phosphorus D6, 3x je 5 Tropfen pro Tag oder 3x je 5 Globuli pro Tag, 6 Wochen lang.

Anschließend:
Arnica D6, 3x je 1 Tablette pro Tag, 6 Wochen lang.

Lokal:
Mucokehl D5 Augentropfen, 3x je 1 Tropfen pro Tag in den äußeren Augenwinkel geben.

Injektionen:
1 Amp. Mucokehl D6
1 Amp. sanuvis
zusammen aufziehen, 1x pro Woche i.m. spritzen.

Zusätzlich:
1 Amp. Circulo Injeel
1 Amp. Ginkgobakehl
1 Amp. Retina suis Injeel
alle 3 Ampullen zusammen aufziehen, i.v. spritzen, anfangs 2x pro Woche, 4 Wochen lang, dann 1x pro Woche.

Nahrungsergänzungsmittel bei Makuladegeneration?

„Ich bin 56 Jahre alt und habe eine beginnende trockene Makuladegeneration bei Diabetes mellitus Typ II. Mein Augenarzt hat mich sehr beruhigt, aber meine Tante wurde dann nach 8 Jahren – zunächst 4 Jahre trockene Makuladegeneration, dann weitere 4 Jahre feuchte Makuladegeneration – doch blind. Das geht mir nicht aus dem Kopf. Sie konsultierte auch regelmäßig den Arzt. Ich habe von Augenvitaminen als Nahrungsergänzung gehört. Ist das was für mich? Oder haben Sie sonst einen Rat?"

Sie sind zu jung für Nahrungsergänzung. Ein alter Mensch, der vielleicht mit der Frischkost Probleme hat, kann als Ersatz Vitamine in Form von Tabletten einnehmen. Aber Sie sollten sich gut ernähren. Zuerst muss der Organismus entsäuert werden mit alkala-N Pulver nach Anweisung, anschließend mit alkala-S Pulver, ebenfalls nach Anweisung, außerdem mit sanuvis Tropfen und Citrokehl. Halten Sie bitte die Diät nach Dr. Werthmann ein (siehe S. 233).

Makulaödem

„Ich bin 80 Jahre alt und sehe immer schlechter, mein Augenarzt hat ein Makulaödem diagnostiziert. Ich bin seit 20 Jahren Diabetiker."

Ein Therapievorschlag aus der Horvi-Enzym-Therapie:

Injektionen:
Horvi-Enzym-C 300 und Horvi-Enzym-Crotalus forte – MO, MI, FR, je 2 ml gleichzeitig, **getrennt**, i.m. oder tief s.c. injizieren.

Orale Medikationen:
Horvi-Nukleozym Comp. 12a und Horvi-Enzym-Naja forte liq. – 3x pro Tag je 8 Tropfen, im Abstand von ca. 5–10 Minuten perlingual, **vor dem Essen**. Alle Tropfen mindestens 1 Minute im Mund behalten.
Horvi-Enzym-C 300 liq. und Horvi-Enzym-Crotalus forte liq. – an injektionsfreien Tagen, 3x pro Tag je 8 Tropfen, im Abstand von ca. 5–10 Minuten perlingual, **einige Zeit nach dem Essen**.
Zusätzlich 2x pro Tag Mucokehl D5 Augentropfen, in jedes Auge 1–2 Tropfen in den äußeren Augenwinkel geben.

Trockene Makuladegeneration bei Diabetes mellitus Typ II

„Meine Diagnose heißt: Makuladegeneration. Ich bin Diabetikerin, 69 Jahre alt, die Makuladegeneration ist noch trocken, schreitet aber dennoch langsam fort. Fischölkapseln ist das einzige, was ich vom Augenarzt bekommen habe. Können Sie mir noch weiter helfen? Danke!"

Therapievorschlag:

Mucokehl D5 Augentropfen 2x pro Tag je 1 Tropfen in jedes Auge, jeweils in den äußeren Augenwinkel.

Außerdem oral:
Phosphorus D6, 3x pro Tag je 5 Tropfen bzw. 5 Globuli, 6 Wochen lang.

Anschließend:
Arsenicum album D6, 3x pro Tag je 1 Tablette, 6 Wochen lang.

Injektionstherapie:
Zu Beginn 4 Wochen lang je 1–2 Injektionen pro Woche:
1 Ampulle Mucokehl D7
1 Ampulle Circulo Injeel
1 Ampulle Ginkgobakehl
1 Ampulle Retina suis Injeel
alle 4 Ampullen zusammen aufziehen, i.v. spritzen.

HOT Behandlungen, 10 Sitzungen, 2x pro Woche im Frühjahr und Herbst, wenn der Stoffwechsel sich umstellt. Eventuell im Wechsel mit Ozon-Therapie, ebenfalls 1–2x pro Jahr, jeweils 10 Sitzungen.

Außerdem ist eine **Vitamin-C-15g-Pascoe Infusionstherapie** sehr nützlich (Schema siehe S. 226).

Langzeittherapie:
Propionibacterium avidum D5, anfangs je 3x pro Woche 1 Kapsel, anschließend 2x pro Woche je 1 Kapsel, über Monate.
Die Einnahme der sanum-Bakterienpräparate siehe S. 237.
Orthomol Vision Kapseln und Fischöl Kapseln können Sie vorübergehend einnehmen.
Die Nosode **Luesinum D200** soll alle 6 Wochen zum Einsatz kommen, und zwar je 2 Globuli, insgesamt 6–8x pro Kur.

Weitere Therapievorschläge:

sanum-Therapie:
Mucokehl D5 Augentropfen, 2x pro Tag je 1 Tropfen beidseitig in den äußeren Augenwinkel geben.
Entsäuerung mit alkala-N, anschließend alkala-S, sanuvis und Citrokehl nach Anweisung.
Mucokehl D7 Ampullen, 2x pro Woche je 1 Injektion, i.v. spritzen.

Die Firma VitOrgan bietet ein Präparat Ney Opon an, welches sich in meiner Praxis gut bewährt hat. 2x pro Woche wird 1 Ampulle subcutan in die Bauchfalte gespritzt, ca. 10 Wochen lang, anschließend Kontrolle und eventuell je nach Verlauf nach einer Pause nochmals wiederholen.

Die einzelnen Therapien können Sie auch kombinieren.

Glaukom und die passende Ernährung

„Ich bin 45 Jahre alt, Diabetikerin, und mein Augeninnendruck ist schon leicht erhöht, so wie bei meiner Mutter, als sie gleich alt war wie ich. Meine Mutter hat über viele Jahre von ihrem Heilpraktiker Tropfen fürs Auge bekommen und eine ganz spezielle Ernährung wurde ihr verordnet. Aber leider lebt meine Mutter nicht mehr und ich kann sie nicht mehr fragen. Können Sie mir helfen?"

Zunächst geben Sie in jedes Auge 2x pro Tag je 1 Tropfen Mucokehl D5 Augentropfen, jeweils in den äußeren Augenwinkel, und reiben Sie über jeder Schläfe 1x pro Tag je 1–2 Tropfen sankombi D5 ein.

Entsäuern Sie Ihren Organismus mit alkala-N Pulver, 2x pro Tag je 1 Messlöffel voll, in heißem Wasser gelöst, nüchtern trinken, 3 Wochen lang, anschließend soll alkala-S Pulver, 2x pro Tag je 1 Teelöffel voll in Wasser gelöst zu den Mahlzeiten getrunken werden. Sanuvis Tropfen, 1x pro Tag 60 Tropfen, und Citrokehl sollten abends zum Einsatz kommen.

Essen Sie viel Gemüse und Salat, 2x pro Woche entweder Fisch oder Geflügel, sonst keinerlei tierische Produkte. Butter ist erlaubt. Fischölkapseln können Sie einnehmen, aber bitte sonst keine Vitamintabletten. Frischkost ist dringend empfohlen, denn das Zusammenspiel der natürlichen Vitamine und Spurenelemente wirkt im Organismus anders als Vitamintabletten. Sämtliche Zuckerarten sollten im Haushalt gestrichen werden. Schwarztee, Grüntee, Bohnenkaffee und Cola müssen dringend gemieden werden. Seien Sie zurückhaltend mit dem Salzen.

Glaukom, Bach-Blüten-Behandlung und Aromatherapie bei Diabetes mellitus Typ II

„Mein Augenarzt hat gesagt, dass ich unnötigen Stress wegen meiner erhöhten Augeninnendruckwerte möglichst meiden sollte. Meine Freundin hat ätherische Öle zur Beruhigung von ihrem Heilpraktiker bekommen. Bachblüten hat sie früher auch einmal bekommen. Ist so eine Behandlung auch für mich geeignet?"

Ja, wenn Sie sehr unter Druck stehen oder aufgeregt sind, dann bringen Sie zunächst die Rescue Remedy Tropfen (Notfallmittel von Dr. Bach, siehe S. 222) zum Einsatz. Geben Sie zunächst 4 Tropfen auf die Innenseite der Unterlippe und wiederholen Sie diesen Vorgang nach 15 Minuten nochmals. Bis zur Besserung können Sie diese Behandlung noch 2–3x an diesem Tag im Abstand von je 1 Stunde nochmals zur Anwendung bringen.

Die **Bach-Blüten-Behandlung** findet auch hier Anwendung. Bei Stresszuständen jeder Art kommen folgende Bachblüten zum Einsatz:

Aspen (Zitterpappel) – gegen allgemeine Lebensangst
Mimulus (gefleckte Gauklerblume) – gegen Angst vor konkreten Dingen
Cherry Plum (Kirsch-Pflaume) – gegen unbeherrschte Gefühlsausbrüche
Oak (Eiche) – gegen Verbissenheit und Unnachgiebigkeit
Holly (Stechpalme) – für wütende, aggressive Menschen
Vervain (Eisenkraut) – gegen übertriebene Begeisterung und Unternehmungslust
Agrimony (Odermenning) – gegen übertriebene Konfliktscheu, Alkohol- und Medikamentenabhängigkeit
Rock Water (Wasser aus einer Heilquelle) – gegen übertriebene Strenge und Diszipliniertheit
Impatiens (Drüsentragendes Springkraut) – gegen Ungeduld und Nervosität
Rock Rose (Gelbes Sonnenröschen) – gegen panische Angst
Rescue Remedy Tropfen (Notfallmittel von Dr. Bach) – 4x pro Tag je 4 Tropfen über 1 Woche einnehmen (siehe S. 222)

Die **Aromatherapie** hilft sehr gut, wenn eine Blutdruckerhöhung oder ein Glaukom stressbedingt sind. Man kann Bach-Blüten und ätherische Öle gut kombinieren. Melisse, Lavendel, Palmarosa, Orange und Manuka wirken nervenberuhigend, entspannend und ausgleichend. Ich hatte damit über Jahrzehnte beste Erfolge.

Geben Sie zusätzlich zu den Rescue Remedy Tropfen 1–2 Tropfen Manuka Öl auf ein Taschentuch und atmen diesen Duft tief ein. Der Stress lässt nach und die Beruhigung tritt ein.

Der Inhaltsstoff von Manuka Öl ist Leptospermum. Leptospermusan wird auch gegen erhöhten Blutdruck und Augeninnendruck eingesetzt, ich hatte damit sehr gute Erfolge, sowohl bei der Therapie des hohen Blutdrucks als auch beim Glaukom, besonders wenn der Auslöser Stress war.

Makuladegeneration – Vorbeugung bei Diabetes mellitus Typ II

„Kann ich irgendwie vorbeugen, dass ich nicht wie meine Tante und Cousine durch eine weit fortgeschrittene Maculadegeneration nahezu blind werde? Ich fürchte mich vor dem Alter, ich bin 69 Jahre alt und seit 20 Jahren Diabetikerin."

Ja, geben Sie als Langzeittherapie Mucokehl D5 Augentropfen in jedes Auge, jeweils in den äußeren Augenwinkel, 1–2x pro Tag je 1 Tropfen. Reiben Sie zusätzlich 3x pro Tag je 1 Tropfen sankombi D5 über beiden Schläfen ein.

Als Anwendung empfehle ich eine Sauerstofftherapie, HOT (Hämatogene Oxidationstherapie), welche auf S. 222 beschrieben ist. Die Fließeigenschaft des Blutes wird verbessert, die Verklebungen der roten Blutkörperchen werden gelöst. Das Auge wird besser mit Sauerstoff versorgt. Die ganze Immunabwehr wird gestärkt. Es handelt sich um 10 Sitzungen, 2x pro Jahr, im Frühjahr und Herbst, wenn der Stoffwechsel sich umstellt.

Sie können auch abwechselnd die HOT und die Ozontherapie zur Anwendung bringen, z. B. 10 Sitzungen HOT, bspw. im Herbst, und 10 Ozon Behandlungen im Frühjahr. Der Sauerstoffmangel ist die Ursache der Maculadegeneration. Die Durchblutung des Auges wird massiv angeregt, die roten Blutkörperchen werden beweglicher. Die Blutkörperchen können sich auch durch die kleinsten Haargefäße schlängeln. Ozon wirkt in jeder Hinsicht keimtötend, die Immunabwehr wird angeregt. Die Sauerstoffversorgung im gesamten Blut wird verbessert.

Was können Sie noch vorbeugend tun?

Ein krankes Auge in einem völlig gesunden Organismus ist unvorstellbar. Deshalb bringen Sie Ihren Stoffwechsel in Ordnung. Am Anfang steht die Entsäuerung.

Entsäuern Sie Ihren Körper mit alkala-N Pulver, 2x pro Tag je 1 Messlöffel in heißem Wasser gelöst, nüchtern trinken, 3 Wochen lang, anschließend alkala-S Pulver, 1 Teelöffel täglich in Wasser gelöst zu den Mahlzeiten.

Sanuvis sollte zum Einsatz kommen, 60 Tropfen morgens, außerdem Citrokehl nach Anweisung.

Reduzieren Sie unbedingt Ihre Eiweißaufnahme, Kuhmilch- und Hühnereiprodukte, außerdem Schweinefleisch sind verboten. Alle Zuckerarten sollten aus dem Haushalt verschwinden. Salzen Sie vorsichtig. Zum eventuellen Süßen sollten Sie ein wenig Honig verwenden, falls die Blutzuckerwerte es erlauben.

Essen Sie Kartoffeln, Gemüse, Salat, Obst und 2x pro Woche Fisch (Makrelen, Thunfisch und Lachs). Brot sollte nur 2x pro Woche gegessen werden. Eine weitere Gemüsemahlzeit ist sinnvoll. Ich empfehle morgens den Frischkornbrei zu essen (siehe S. 27).

Netzhauteinblutung

„Ich bin Diabetiker und habe immer wieder Netzhauteinblutungen. Es handelt sich um eine diabetische Retinopathie. Die plötzlichen Einblutungen stören sehr, da ich auf dem rechten Auge unter 5 % sehe und wenn das etwas bessere Auge dann die Einblutung hat, kann ich fast nichts mehr sehen. Es dauert dann 2 Tage, bis sich die Einblutung resorbiert. Haben Sie eine Arznei, damit sich die Blutung schneller resorbiert?"

Bei akuter Netzhautblutung lutschen Sie einmalig 2 Globuli Hamamelis D200 und nehmen 4x pro Tag je 5 Tropfen Phosphorus D6 ein. Dann resorbiert sich die Einblutung sehr schnell.

Weitere Möglichkeiten:
Calvakehl D3 nach Anweisung, bzw. Cinnamomum Homaccord (Heel) nach Anweisung, jeweils zusätzlich zu Hamamelis D200.

„Fliegende Mücken" (Mouches volantes), Glaskörpertrübung

„Die „fliegenden Mücken" stören mich sehr, mein Augenarzt sagte, es hänge mit meinem Diabetes zusammen. Können Sie mir trotzdem helfen?"

Mucokehl D5 Augentropfen helfen sicherlich, 2x pro Tag je 1 Tropfen in den äußeren Augenwinkel beidseitig geben. Dies ist eine Langzeittherapie über Monate. Außerdem können Sie 1x pro Tag je 1 Tropfen sankombi über jedem Augenlid einreiben und auch ums Auge.

Und: Man kann das Auge nicht isoliert vom Gesamtstoffwechsel behandeln, die Leber sollte in Ordnung sein, außerdem der Säure-Base-Haushalt. Entsäuern Sie unbedingt Ihren Körper mit alkala-N und sanuvis Tropfen, nach Anweisung. Essen Sie richtig, am besten die „Vitalstoffreiche Vollwertkost" mit 50 % Rohkostanteil nach Dr. M.O. Bruker (siehe S. 231).

Homöopathische Arzneien und ihre Arzneimittelbilder bei Katarakt, Glaukom und Makuladegeneration

- Liste der Arzneien, welche bei der Behandlung vom **Grauen Star** in Frage kommen:
  Phosphorus D6, Causticum D12, Calcium fluoratum D12, Conium maculatum D30, Magnesium fluoratum D12, Colchicum D30, Thiosinaminum D6, Agaricus D12, Cannabis sativa D30, je nach Arzneimittelbild.
  Nosode: Psorinum D30, D200, D1000.

- Beim **Grünen Star**:
  Belladonna D30, Aconitum napellus D30, Bryonia D30, Opium D12, Glonoinum D30, Phosphorus D6, Arsenicum album D12, Gelsemium D30, Aurum metallicum D30, je nach Arzneimittelbild.
  Nosode: Luesinum D200/D1000, gelegentlich auch Psorinum D200/D1000.
- Bei der **Makuladegeneration**:
  Phosphorus D6, Arsenicum album D6, Mercurius solubilis D30, Plumbum metallicum D6, Conium maculatum D30, je nach Arzneimittelbild.
  Nosode: Luesinum D200/D1000.

Die einzelnen **Arzneimittelbilder** der oben genannten Mittel in Kürze:

Der Phosphorus-Patient sieht alles wie durch einen Schleier, schwarze Ringe und Punkte vor den Augen stören beim Erwachen und zu Bett gehen. Grüne und rote Ringe bzw. Buchstaben und Doppelsehen kommen bei Patienten vor, die Phosphorus benötigen. Über Augenschmerzen klagen die Patienten häufig. Nach Anstrengung und bei Ermüdung werden die Sehstörungen schlechter. Phosphorus hilft bei Grauem, Grünen Star und bei Maculadegeneration.

Der Causticum-Patient klagt über dunkle Flecken vor den Augen, manchmal kommt es zu Flimmerattacken und Paralyse der Augenlider, Stimmbänder und der Schluckmuskeln sowie bei alten Patienten zur Paralyse der Extremitäten. Causticum hilft hervorragend beim Grauen Star.

Calcium fluoratum braucht der Patient, bei dem Funkeln und Flimmern vor den Augen bemerkt werden. Auch häufige Konjunktivitis kommt vor. Eine „kongenitale Syphilis und Tuberkulose" ist nach Boericke bei solchen Patienten zu beobachten. Der Graue Star und die Maculadegeneration sind die Einsatzgebiete von Calcium fluoratum.

Conium maculatum benötigen Patienten, welche stark lichtscheu sind und unter starkem Tränenfluss leiden. Künstliches Licht verschlimmert. Aufsteigende Lähmung, Müdigkeit und Zittern der Beine sind oftmals charakteristisch. Patienten klagen über eine große Schwäche und Nachlassen vom Gedächtnis. Depressionen und Angst vor dem Alleinsein kommen häufig vor. Conium maculatum hilft beim Katarakt und der Maculadegeneration.

Thiosinaminum, ein Derivat aus Senfsamenöl, ist zur Auflösung von Verhärtungen wie Narbengewebe und Fibromen bzw. Strikturen geeignet. Der Katarakt schreitet nicht weiter fort. Arteriosklerose ist ein Thema von Thiosinaminum. Ich habe diese Arznei selten gebraucht, aber wenn, war die Hilfe prompt und zuverlässig.

Cannabis sativa ist ein Hanfgewächs, welches bei Katarakt hilft. Die Patienten klagen über Schmerzen in den Augäpfeln und über verwischtes Sehen. Hornhauttrübungen stellt der Augenarzt fest. In den Gegenden, wo dieses Hanfgewächs zum Einsatz kommt, kennt man keinen Grauen Star. Ich hatte mit dieser Arznei sehr gute Erfahrung gemacht und zwar über Jahrzehnte.

Colchicum, die Herbstzeitlose, benötigen Patienten, welche über Tränenfluss, verwischtes Sehen und Flecken vor den Augen klagen. Rheumatische Beschwerden sind das Thema von Colchicum, Kälteverschlimmerung und nächtliche Verschlimmerung. Das Einsatzgebiet ist der Graue Star.

Plumbum metallicum ist ein sehr gutes Arzneimittel bei Grünem Star und bei Maculadegeneration. Plötzliches Sehvermögen kommt vor. Arteriosklerose ist ein großes Thema von Plumbum metallicum. Die Blutbildung wird beeinflusst. Die Patienten sind blass, ikterisch und anämisch. Ohrenklingen kommt oftmals vor.

Opium hilft bei Grünem Star, die Augen sind starr glänzend, die Pupillen kontrahiert. Depressionen und Mangel an Vitalreaktionen, sowie Schmerzlosigkeit sind Themen von Opium. Bei Patienten, bei denen diese Droge indiziert war, kann ich über Jahrzehnte von großem Erfolg berichten, hauptsächlich bei Grünem Star.

Arsenicum album hilft beim Grünen Star und bei der Maculadegeneration. Brennende Schmerzen, hauptsächlich nachts, heißer Tränenfluss und Lichtempfindlichkeit sind charakteristisch. Oftmals findet man Ödeme um die Lider. Wärme wird als angenehm empfunden. Verschlimmerung nach Mitternacht und durch Kälte.

Mercurius solubilis half meinen Patienten, wenn sie diese Arznei benötigten, sehr zuverlässig. Die Lider sind bei Mercurius Patienten oftmals rot und geschwollen. Schwarze Flecken kommen häufig vor, nächtliche Verschlimmerung ist charakteristisch, auch nasses, feuchtes Wetter ist ungünstig. Die Maculadegeneration spricht auf Mercurius solubilis sehr gut an.

Aurum metallicum, das Gold, hilft bei Grünem Star. Lichtscheu, Kopfschmerz, Doppelsehen und Schmerz in den Augäpfeln sind charakteristisch. Doppelsehen und Tränenfluss sind weitere Themen von Aurum metallicum. Der Aurum-Patient ist oft sehr niedergeschlagen, depressiv und Selbstmordgedanken kommen relativ häufig vor. Nächtliche Verschlimmerung der Beschwerden ist charakteristisch. Arteriosklerose ist auch ein Thema von Aurum metallicum.

Aconitum napellus hilft bei Grünem Star. Die Patienten klagen über ein Gefühl als ob Sand in den Augen wäre. die Augen einschließlich der Lider sind rot und entzündet, kalte Winde und Zugluft werden nicht vertragen. Verschlechterung nachts und bei Wind. Auch Tabakrauch wird nicht vertragen.

Belladonna, die Tollkirsche, hilft beim Grünen Star. Die Pupillen sind erweitert, die Augen oftmals hervortretend, die Bindehaut ist rot aber trocken, diese brennt. Doppelsehen ist ein weiteres Thema. Die Augen glänzen.

Glonoinum hilft beim Grünen Star. Funken vor den Augen, hervorstehende, dunkelrote Augen kommen vor. Verschlechterung in der Sonne, durch Hitze und helles Licht.

Gelsemium, der wilde Jasmin, hilft beim Grünen Star hervorragend. Schwere Augenlider, Doppelsehen, verschwommenes Sehen, Netzhautablösung und Schwindel sind Themen von Gelsemium.

Diabetische Retinopathie mit drohender Netzhautablösung

„Meine Blutzuckerwerte sind gar nicht so hoch, weder mein Nüchternblutzucker noch mein HbA1c Wert. Ich hatte vor einem Jahr eine Netzhautablösung, mein Augenarzt hat gemeint, dies sei bei Diabetikern häufig und wiederhole sich gerne. Ich habe von meinem Cousin gehört, dass es von der Homöopathie Hilfe gibt, ich bin etwas beunruhigt, dass so etwas nochmals passiert."

Ja, es gibt auf jeden Fall Hilfe.

HOT-Therapie 2x im Jahr, 10 Sitzungen, 2x pro Woche. Es kann auch im Wechsel eine **Ozon-Therapie** und eine **HOT-Behandlung** je 1x im Jahr, 10 Sitzungen, 2x pro Woche, durchgeführt werden.

Orale Medikation:
Crotalus horridus D200, jeweils 2 Globuli alle 6 Wochen, über 6 Monate und Phosphorus D6, 3x je 5 Tropfen pro Tag oder 3x je 5 Globuli pro Tag, 6 Wochen lang.

Anschließend:
Arnica D6, 3x je 1 Tablette pro Tag, 6 Wochen lang.

Lokal:
Mucokehl D5 Augentropfen, 3x je 1 Tropfen proTag in jedes Auge geben, jeweils in den äußeren Augenwinkel.

Injektionen:
1 Amp. Mucokehl D6
1 Amp. sanuvis
beide zusammen aufziehen, 1x pro Woche i.m. spritzen.

Zusätzlich:
1 Amp. Circulo Injeel
1 Amp. Ginkgobakehl
1 Amp. Retina suis Injeel
alle 3 Ampullen zusammen aufziehen, i.v. spritzen, anfangs 2x pro Woche, 4 Wochen lang, dann 1x pro Woche.

Augeninfarkt – Augenvenenthrombose bei Diabetes mellitus Typ II

„Augeninfarkt war meine schreckliche Diagnose. Ich dachte, ich würde blind. Mein Augenarzt sprach von einem Gesichtsfeldausfall bedingt durch eine Thrombose. Ich habe mein Sehvermögen wieder zurück gewonnen, ohne Einschränkung. Ich bin den Augenärzten so dankbar. Aber wie kann ich so eine Wiederholung vermeiden? Können Sie mir helfen? Danke.“

Die Ursache der Thrombose im Auge ist die gleiche wie sonst im Körper. Die Fließeigenschaft vom Blut muss verbessert werden. Entsäuern Sie Ihren Körper zunächst mit alkala-N über 21 Tage, anschließend mit alkala-S und zusätzlich sanuvis, 60 Tropfen morgens und citrokehl nach Anweisung.

Stellen Sie Ihre Ernährung um, reduzieren Sie Ihren Bedarf, Schweinefleisch, Kuhmilch- und Hühnereiprodukte sowie alle Zuckerarten sind verboten. Essen Sie Kartoffeln, Gemüse, Salat, Obst und 2x pro Woche Fisch (Makrelen, Thunfisch und Lachs). Schränken Sie Ihren Salzbedarf ein.

Zwei Brotmahlzeiten in der Woche genügen, ersetzen Sie weitere Mahlzeiten durch Gemüse. Ich empfehle, morgens den Frischkornbrei zu essen (siehe S. 231). Backen Sie Ihr Brot am besten selbst und essen Sie Haferbrot (60 % Hafermehl und 40 % Dinkelmehl) und das Essäer Brot (siehe S. 230).

An Medikation kommt Mucokehl D5 in Form von Augentropfen in Frage. 2x pro Tag je 1 Tropfen in den jeweils äußeren Augenwinkel geben. Zusätzlich reiben Sie Mucokehl D5 Tropfen um die Augen ein und auch über den Schläfen, jeweils 1 Tropfen täglich. Sankombi D5 nehmen Sie bitte nach Anweisung ein. Zusätzlich sanuvis Tropfen, morgens 60 Tropfen.

Als Langzeittherapie empfehle ich Propionibacterium avidum D5 (Holomed, Bezug siehe s. 239), 3x pro Woche je 1 Kapsel über Monate. Die Einnahme der sanum-Bakterienpräparate siehe S. 237.

II. Diabetische Nephropathie – Verhütung und erfolgreiche Behandlung

Pyelonephritis/Glomerulonephritis richtig behandeln

„Ich bin Diabetiker und mein Nephrologe spricht von einer beginnenden Niereninsuffizienz. Ursächlich kommt da eine nicht ausgeheilte chronische Nierenentzündung in Frage und zusätzlich natürlich die Zuckerkrankheit. Ich hatte in der Vergangenheit zweimal eine Nierenentzündung. Der Arzt sprach von zwei verschiedenen Nierenentzündungen, die Namen kenne ich nicht, ich weiß nicht, welche von beiden ich hatte. Wenn mich wieder mal eine akute Nierenentzündung ereilt, gibt es dann naturheilkundliche Hilfe, damit die Krankheit ausheilt? Haben Sie Tipps bzw. Rezepte? Das ist doch enorm wichtig."

Es handelt sich um eine Pyelonephritis bzw. Glomerulonephritis, die nicht oder falsch behandelt einen chronischen Verlauf nehmen können und zur Niereninsuffizienz führen.

Es gibt eine akute postinfektiöse Form und eine chronische Form. Bei dieser Erkrankung sind die Nierenkörperchen entzündet.

Innerhalb von 1–3 Wochen nach einer Streptokokkeninfektion der Mandeln oder z. B. der Zahnwurzeln kommt es zu einer Antigen-Antikörper-Reaktion. Viren können in seltenen Fällen auch Auslöser sein. Die Symptome sind: Hämaturie, Ödeme, hoher Blutdruck und Proteinurie. Beidseitig sind die Nierenkörperchen entzündet und zwar immer alle Nierenkörperchen. Bei Kindern heilt die Erkrankung meist vollständig aus, bei Erwachsenen kann auch eine chronische Form entstehen und in Nierenversagen enden.

Bei der sogenannten chronischen Glomerulonephritis liegt keine Streptokokkeninfektion in der Anamnese vor. Ein anderes Immungeschehen liegt dieser Krankheit zugrunde. Nach Erbfaktoren wird geforscht. Der Krankheitsprozess ist oft schleichend. Hämaturie, Proteinurie, Hypertonie und allgemeines Krankheitsgefühl sind kennzeichnend. Die Prognose ist schlecht.

Die Behandlung muss bei den ersten Anzeichen einsetzen, das zugehörige Miasma muss mit einbezogen werden.

Folgende homöopathische Arzneien kommen in Frage, je nach Arzneimittelbild: Arsenicum album, Pyrogenium, Mercurius corrosivus, Aurum chloratum, Cantharis, Phosphorus, Belladonna, Aconitum, Dulcamara und Hepar sulphuris.

Ein erfahrener Homöopath wird für Sie das passende Mittel finden. Sie müssen sich an einen Homöopathen wenden, welcher miasmatisch arbeitet. Die Homöopathie ist die individuellste und spezifischste aller Reiztherapien. Ich rate unbedingt zu dieser Behandlung!

Pyelonephritis (Nierenbeckenentzündung)

Dieser Begriff sagt aus, dass sowohl das Nierenbecken als auch das Nierengewebe entzündet ist. Ursächlich sind Bakterien schuld. Diese wandern von der Blase über den Harnleiter ins Nierenbecken und ins Nierenmark.

Verschiedene anatomische Ursachen begünstigen den Aufstieg, z. B. Harnstau durch Nierensteine, Weitstellung der Harnleiter in der Schwangerschaft usw. Die Pyelonephritis kommt öfters einseitig vor und kann auch plötzlich ohne Blasenentzündung auftreten. Bei den ersten Anzeichen – Schmerzen im Rücken, oftmals in den Unterleib ausstrahlend, Abgeschlagenheit, Fieber, Schüttelfrost, kalte und heiße Schweiße im Wechsel, eventuell Schmerzen beim Wasserlassen, Übelkeit, Kopfschmerzen – soll man einen Arzt aufsuchen, ein homöopathischer Arzt wird die genaue Ursache finden und mit dem entsprechenden Arzneimittel behandeln.

In Frage kommen, je nach Arzneimittelbild:

Orale Medikation:
Belladonna, Apis, Cantharis, Arsenicum album, Sarsaparilla, Pyrogenium, Berberis vulgaris, Eupatorium purpurea, Dulcamara

Bettruhe ist dringend angezeigt, wie weiter oben beschrieben, um Chronizität zu vermeiden. Rezidivierende Pyelonephritiden sollen unbedingt vermieden werden, die Blasenentzündung soll sofort behandelt werden, um ein Aufsteigen zu vermeiden. Schwitzen und Zugluft sollten vermieden werden sowie starke Temperaturunterschiede, auch beim Sport.

Wenn man stark schwitzt soll die Kleidung sofort gewechselt werden, auch der nasse Badeanzug soll ausgetauscht werden.

Sollte es dennoch zu Rezidiven kommen muss das zugehörige Miasma berücksichtigt werden. Man stößt meist immer wieder auf die Tuberkulinie bei gründlicher Anamnese. Die entsprechende Nosode muss eingesetzt werden. Diese Behandlung geht in verschiedenen Potenzen über 1–2 Jahre oder länger. Wenn die Pyelonephritis chronisch rezidivierend auftritt, dann kann man versuchen mit der Ernährung positiv entgegen zu wirken. Vegetarische Ernährung empfiehlt sich, Kuhmilchprodukte sollten reduziert werden. 1 Liter abgekochtes, abgekühltes Leitungswasser sollte täglich, über den Tag verteilt, getrunken werden, am besten Schluckweise. Auf diese Weise werden die Nieren gut durchgespült. Bakterien werden ausgeschwemmt. Es empfiehlt sich auch, Nierentee nach Prof. Müller (Rezept siehe S. 227) einige Wochen täglich zu trinken, dann legt man eine mehrwöchige Pause ein und macht dann wieder eine 6-wöchige Trinkkur usw.

Was die Hobbys betrifft, wäre ich bei chronischer Pyelonephritis mit Wassersport vorsichtig. Ausdauertraining wie z. B. Wandern ist sehr gut. Auch alle anderen Sportarten an der frischen Luft sind geeignet. Vorsicht, wenn Sie stark schwitzen. Immer wieder abfrottieren und neue Wäsche anziehen.

– Bach-Blüten helfen in dieser seelischen Notsituation –

Diabetes mellitus Typ II, Niereninsuffizienz, bevorstehende Dialyse

„Mein Nephrologe sagt zwar, die Dialyse sei noch weit weg, aber irgendwann sei es dann doch soweit, weil die Werte immer weiter steigen. Meine Angst ist groß, sie ist mein steter Begleiter. Ich habe etwas von Bach-Blüten gehört, kann mir aber keine Vorstellung machen, wie die wirken und wie ich dazu komme. Können Sie mich darüber aufklären?"

Patienten, bei denen die Angst groß geschrieben wird, kann eine Bach-Blüten-Therapie helfen. Sie sind in einer seelischen Notsituation und die Bach-Blüten, welche in keiner Weise schaden können, helfen auf sehr milde Art.

Bach-Blüten sind sowohl zur Vorbeugung als auch zur Behandlung von Krankheiten geeignet. Die Bach-Blüten-Therapie geht auf Dr. Bach zurück, der von 1886–1936 lebte. Es ist eine nebenwirkungsfreie Behandlung. Sie erfasst psychische und körperliche Störungen, welche meist zusammenhängen. Dr. Bach erkannte, dass körperliche Symptome ihre Wurzeln stets in psychischen Störungen haben; die körperliche Erkrankung ist oftmals nur Folge von seelischen Verletzungen.

Es gibt 38 Bach-Mittel, von denen jedes auf bestimmte psychische Merkmale passt, auf individuelle Charaktereigenschaften. Die körperlichen Beschwerden sind oftmals nur Folgezustände. 36 Bach-Mittel werden aus Blüten hergestellt, deshalb spricht man von Bach-Blüten, 2 Mittel werden nicht aus Blüten hergestellt, sondern 1x aus Knospen und 1x aus Wasser einer Heilquelle.

Die Bach-Blüten-Therapie lässt sich sehr gut mit anderen Naturheilverfahren kombinieren, auch mit der Homöopathie.

Nachstehend einzelne Blüten, welche bei Angst hervorragend helfen. Ein Heilpraktiker oder Naturarzt findet in einem ausführlichen Gespräch für Sie die passenden Blüten. Alles Gute!

Mimulus – gefleckte Gauklerblume – diese Blüte hilft Menschen in Angstsituationen, wenn sie sagen können, wovor sie Angst haben, z. B. vor dem Gespräch mit dem Arzt, vor dem Leiden, welches die Krankheit mit sich bringt, vor dem Sterben etc. Wenn diese Menschen die Blüte Mimulus bekommen, werden sie ruhiger und gelassener.

Aspen – Zitterpappel – auch dies ist eine sogenannte Angstblüte und ist für Menschen geeignet, welche unter allgemeiner, oftmals unerklärlicher Angst leiden. Sie können ihre Angst oft nicht benennen, es besteht kein konkreter Anlass. Allgemeine Zukunftsangst ist oft das Thema. Aspen wirkt diesem Gefühl der Unsicherheit entgegen, die Menschen werden sicherer. Ich habe diese beiden Mittel bei Krebspatienten oftmals kombiniert und sehr gute Erfolge gehabt.

Cherry Plum – die Kirschpflaume – diese ist für Patienten geeignet, die unter großem seelischen Druck stehen, die stets kurz vor dem Durchdrehen sind. Diese haben das Gefühl, jeden Augenblick zu explodieren, die Kontrolle über sich zu verlieren. Loslassen müssen solche Personen lernen. Wenn ein Mensch emotional immer unter Druck steht, bekommt er oft einen hohen Blutdruck, manchmal kommt es dabei sogar zu Blutdruckkrisen und drohendem Schlaganfall. Wenn derart veranlagte

Menschen mit der Bachblüte Cherry Plum behandelt werden, werden sie wieder gelassener, ihr Gefäßsystem steht nicht mehr unter einem solch hohen Druck. Diese Blüte hilft den Krebspatienten, wenn sie unter panikartiger Angst leiden und kurz vor dem Durchdrehen sind.

Rock Rose – gelbes Sonnenröschen – hilft Panikattacken oder panikartige Zustände überwinden. Menschen, die durch schlimme Nachrichten oder unangenehme Erlebnisse oder z. B. in einer Prüfungssituation in Panik geraten, total ausrasten und durchdrehen, wieder einen klaren Kopf zu bekommen. Rock Rose gehört zu den Angstblüten und wird eingesetzt, wenn die anderen Blüten wie Aspen und Mimulus nicht passend sind, weil der Zustand zu heftig, zu panikartig ist. In einem solchen Fall ist oft Rock Rose das Typenmittel und bringt Erleichterung. Bach hat selbst Rock Rose als Notfall-Mittel eingesetzt, bevor er es mit anderen Blüten im Laufe seines Lebens kombinierte. Heute sind in den Notfalltropfen (Rescue Remedy) 5 Blüten beinhaltet (Cherry Plum, Clematis, Impatiens, Star of Bethlehem und Rock Rose). Wenn nun panikartige Zustände immer wiederkehren oder über einen längeren Zeitraum anhalten, dann reagiert der Patient oft mit hohem Blutdruck und weiteren körperlichen Symptomen. In diesen Fällen hilft Rock Rose. Ich habe es über Jahrzehnte mit bestem Erfolg eingesetzt.

Rescue Remedy Tropfen: beim sogenannten Notfallmittel wird anders dosiert. Man gibt in kritischen Situationen 2–3x alle 10 Min. 2 Tropfen direkt auf die Zunge oder die Unterlippe, bei Bedarf stündlich weiterhin. Auf die schmerzenden Stellen empfiehlt es sich, die Tropfen einzureiben. Im Notfallmittel (Rescue Tropfen), von Dr. Bach selbst zusammengestellt, ist Rock Rose, Star of Bethlehem, Impatiens, Clematis und Cherry Plum enthalten. Es hilft bei Angst, Aufregung, schlimmer Nachricht, Schock, Ohnmacht, Herzrhythmusstörungen etc. (siehe S. 222).

Erhöhte Kaliumwerte bei diabetischer Nephropathie

„Ich bin Diabetikerin und meine Kreatinin- und Kaliumwerte im Blut steigen stetig an. Wenn man zu viel Kalium im Blut hat, welche Symptome melden sich dann? Ich habe von Herzbeschwerden bis zum Herzstillstand gehört. Was sind die ersten Anzeichen? Ich habe Angst vor zu hohen Werten. Momentan liegt mein Kalium-Wert bei 5,4 mmol/l."

Schwäche, Parästhesien (Kribbeln und Missempfindungen in Armen und Beinen), verlangsamte Pulsfrequenz und Rhythmusstörungen sind die ersten Symptome bei Hyperkaliämie. Aber Sie brauchen wirklich keine Angst zu haben. Ihr Nephrologe hat die Verantwortung und lässt es mit Sicherheit nicht zum Herzstillstand kommen.

Fragen Sie nach der **Ernährung**, damit können Sie den Kaliumspiegel schon mal gut regulieren.

Und bitte trinken Sie täglich den Nierentee nach Dr. Müller (Rezept siehe S. 227).

Diät bei diabetischer Nephropathie und Diabetes mellitus Typ II

„Meine Krankheit heißt diabetische Nephropathie. Sind Nierendiät und Diabetesdiät kombinierbar? Mein Nephrologe hat mir gar nichts über die Diät bei Niereninsuffizienz gesagt. Meine Freundin, auch Diabetikerin mit Niereninsuffizienz, hat einen ganz anderen Diätplan als ich. Bei mir geht es nur um den Diabetes: Wissen Sie da Bescheid? Danke!"

Ja, die Nierendiät und die Blutzucker-Diät sind schwer zu kombinieren. Sie müssen eine gut ausgebildete Diät-Assistentin an Ihrer Seite haben, welche Sie wirklich ausführlich informiert. Sprechen Sie Ihren Nephrologen an und bitten Sie um Hilfe, damit die Niereninsuffizienz nicht noch weiter fortschreitet.

Und bitte trinken Sie täglich den Nierentee nach Dr. Müller (Rezept siehe S. 227).

Renale Ödeme durch Niereninsuffizienz bei Diabetes mellitus Typ II

„Ich habe, bedingt durch meine Niereninsuffizienz bei Diabetes mellitus Typ II, starke renale Ödeme. Haben Sie eine naturheilkundliche Arznei für mich? Die Wassertabletten vom Hausarzt machen mich sehr müde und kraftlos. Danke!"

Orale Medikation:
Natrium muriaticum D200, je 2 Globuli 1x pro Monat, 4–5x insgesamt, und Berberis vulgaris D6, 3x je 1 Tablette pro Tag, 4 – 6 Wochen lang.

Anschließend:
Apis Homaccord nach Anweisung, etwa 3 Wochen lang.

Danach:
Nierentropfen CM nach Anweisung, etwa 6 Wochen.

Später:
Cantharis D6, 3x je 1 Tablette pro Tag, 4–6 Wochen lang.

Zusätzlich, von Anfang an:
Phönix Solidago über die gesamte Zeit, nach Anweisung.

Injektionstherapie:
1 Amp. Mucokehl D5, i.v. spritzen, anfangs täglich, 3 Tage hintereinander, dann 2x pro Woche.

Weitere Verfahren:
Nierentee nach Dr. Müller täglich trinken (Rezept siehe S. 227).

Diät: Streng eiweiß- und salzarm essen, außerdem viel Ananas, Äpfel mit Schale, Spargel und Erdbeeren, Reistage einlegen.

Niereninsuffizienz bei Diabetes mellitus Typ II – erhöhte Kaliumwerte

„Ich interessiere mich nur noch für meine Kaliumwerte. Ich lebe von Blutuntersuchung zu Blutuntersuchung und in letzter Zeit werde ich immer mehr vom Ergebnis enttäuscht. Meine Nieren arbeiten nicht mehr richtig, bedingt durch den Diabetes mellitus Typ II. Die Kaliumwerte sind schon lange grenzwertig und immer wieder erhöht. Gibt es Hilfe von der Naturheilkunde?"

Aber ja! Bei erhöhten Kaliumwerten im Blut verzichten Sie bitte auf kaliumreiche Lebensmittel wie Aprikosen, Kartoffelgerichte, Spinat, Trockenobst, Nüsse und Bananen. Wenn Sie kaliumhaltige Gemüsesorten, einschließlich Kartoffeln, essen wollen, dann legen Sie die klein geschnittenen Stücke einige Stunden vor dem Kochen in viel Wasser, damit das Kalium darin gelöst wird. Das Kochwasser dürfen Sie natürlich nicht weiter verwenden wegen des gelösten Kaliums darin. Obst- und Gemüsesäfte sowie Alkohol sollten nur in kleinen Mengen genossen werden.

Da Sie Diabetiker sind, wird es etwas schwieriger, dann muss Ihnen Ihr Nephrologe bzw. Ihre Diätassistentin einen ganz genauen Plan erstellen.

Und zu guter Letzt möchte ich die homöopathischen Arzneien nennen, die je nach Arzneimittelbild immer wieder zum Einsatz kommen:

Pareira brava, Phytolacca, Plumbum metallicum, Kalium bichromicum, Kalium carbonicum, Kalium nitricum, Kalium chloratum, Kalmia latifolia, Calcium carbonicum, Calcium phosphoricum, Cannabis sativa, Juniperus communis, Mercurius corrosivus, Nux vomica, Methylenblau, Lithium carbonicum, Liatris spicata, Lycopodium, Phosphorus, Thuja occidentalis und Crotalus horridus.

Nicht zu vergessen sind die Nosode Medorrhinum und die verschiedenen Tuberculinum Nosoden. Ein erfahrener Homöopath stellt Ihnen die entsprechenden Arzneien zusammen. Ein mehrstündiges Erstgespräch mit Untersuchung geht voran. Ihre Kaliumwerte erholen sich mit Sicherheit! Die homöopathische Behandlung ist die individuellste und spezifischste aller Reiztherapien.

Vorsorge, um trotz Diabetes mellitus Typ II nicht nierenkrank zu werden

„Kann ich selbst vorsorgen, damit meine Nieren gut arbeiten, obwohl ich an Diabetes mellitus Typ II leide? Meine zwei Cousinen leiden beide an Niereninsuffizienz als Folge von Diabetes mellitus Typ II. Ich habe Angst vor solch einem Verlauf!"

Sie können viel selbst vorsorgen. Halten Sie die Nieren immer warm, Zugluft und starkes Schwitzen sowie Temperaturunterschiede sollten Sie vermeiden. Wenn Sie eine Blasenentzündung haben, heilen Sie die gut aus und suchen Sie bei den ersten Anzeichen einen Arzt auf, manchmal ist auch Bettruhe angesagt, denn gleichmäßige Temperatur und gleichmäßige Durchblutung heilen. Auch bei Erkältungen und grippalen Infekten hüten Sie lieber 2–3 Tage das Bett oder halten sich in gleichmäßiger Temperatur auf. Und ganz wichtig: Unterdrücken Sie Symptome wie Halsschmerzen, Kopfschmerzen und Fieber nicht! Ich nenne Ihnen einige homöopathische Arzneien, welche bei Fieber helfen und nicht unterdrücken, und die wichtigsten Schmerztabletten, welche bei Niereninsuffizienz gut einsetzbar sind.

Fiebersenkende Arzneien und Anwendungen

Suppositorien, 2–3x pro Tag, oder Einläufe sind zur Giftausleitung zu empfehlen.

Wadenwickel sind sehr gut zur Fiebersenkung geeignet (s. Seite 222).

Homöopathie zur Fiebersenkung

Aconitum napellus ist eine fiebersenkende Arznei, welche zu Beginn der Erkrankung gegeben werden sollte, es ist ein Anfangsmittel, welches bei großem Durst, plötzlichem, heftigen Fieber ohne Schweiß Einsatz findet.

Belladonna findet Einsatz, wenn der Patient schwitzt, ein rotes Gesicht aber kalte Hände und Füße hat und friert.

Ferrum phosphoricum hilft, wenn Herzklopfen und Nasenbluten das Fieber begleiten, die Kinder spielen als ob nichts wäre.

China: Schüttelfrost, intermittierendes Fieber, Schwäche, Nachtschweiße und Blässe sind charakteristisch.

Apis mellifica: der Patient ist unruhig, bemerkt stechende Schmerzen, schwitzt nicht und ist durstlos.

Eupatorium perfoliatum: Durst, Kopfschmerz, Knochenschmerzen, Schüttelfrost und Zerschlagenheitsgefühl sind führend.

Gelsemium sempervirens: der Patient zittert, friert, ist durstlos, der Puls ist langsam und Kopfschmerzen werden meist beobachtet.

Eine **Arznei** der Firma sanum hilft, wenn der Ursprung des Fiebers viraler Art ist, es handelt sich um quentakehl D5 in Tropfenform. Diese können nach Anweisung sowohl eingerieben als auch eingenommen werden, allerdings erst ab dem 12. Lebensjahr. Bei Fieber, ausgelöst durch Herpes-Viren, hatte ich über Jahrzehnte großartige Erfolge.

Oral zusätzlich Sanukehl serra D6, 2x pro Tag je 10 Tropfen über 4 Wochen einnehmen. Bitte mit 2x pro Tag je 5 Tropfen beginnen und nach einigen Tagen bis zu 2x pro Tag je 10 Tropfen steigern.

Weitere Möglichkeiten der Fiebersenkung sind bei bestehenden Infekten Notakehl D5 Tropfen nach Anweisung. Außerdem Gripp Heel Injektionen und bei viralen Infekten Engystol Injektionen, beide von der Firma Heel.

Die Entsäuerung sollte in Gang gesetzt werden. Es bieten sich Alkala-N und Citrokehl an.

Außerdem das Basen-Fasten nach Dr. Rau: 3 Tage fasten und Basen-Tee nach Dr. Rau trinken (Rezept siehe S. 226). Bitte zu Beginn Ihren Diabetologen informieren!

Auch Entsäuerungsbäder können zum Einsatz kommen (siehe S. 224).

Schmerzbehandlung ohne Nebenwirkung

Bei Schmerzen geben Sie bitte möglichst keine chemischen Mittel, es bieten sich einige schmerzlindernde Substanzen ohne Nebenwirkungen an, z. B. Serpalgin der Firma Horvi EnzyMed. Diese Firma hat seit Jahrzehnten noch ein weiteres Präparat gegen Schmerzen im Katalog, es ist Bufomarin mite/forte. Beide Arzneien sind Enzyme, **Bufomarin mite/forte** ist aus Bufo marinus hergestellt, **Serpalgin** ist ein Enzym-Wirkkomplex aus dem Tiergift der Schlangen Vipera ammodytes, Lachesis muta und Naja tripudians.

Bufomarin mite und Bufomarin forte liegen in Tropfenform vor. Es werden 5x täglich 8 – 10 Tropfen eingenommen. Es wirkt hervorragend gegen Tumorschmerzen

Serpalgin liegt in Tropfenform und in Ampullen vor, auch als Salbe ist es erhältlich. Bei starken Schmerzen spritzt man täglich 2 Ampullen Serpalgin i.m., bei den Tropfen gibt man täglich 5x 8 – 10 Tropfen, je nach Beschwerdebild und Konstitution des Patienten. Serpalgin Salbe kann nach Bedarf eingerieben werden. Ich habe mit den Horvi Arzneien sehr gute Erfahrungen gemacht. Viele Patienten konnten im Laufe der Zeit starke Analgetika, wie z. B. Tramal oder Valoron-N, wieder weglassen.

Bei rheumatischen Schmerzen:
Phönix Arthrophön – 3x je 10 Tropfen, 3 Tage lang, dann 3x je 15 Tropfen, 3 Tage lang, und anschließend 3x je 20 Tropfen, dabei bleiben.

Weitere schmerz- bzw. krampflösende Arzneien:
Spascupreel Tabletten und Suppositorien – bei Krämpfen im Magen-Darm-Bereich und weiteren Hohlorganen.

Phytodolor Tropfen – bei allen Schmerzen

Spigelon Tropfen und Tabletten – bei Kopfschmerzen

Behandlung eines grippalen Infekts

Bitte vor einer Selbstbehandlung Ihren Diabetologen informieren!

3 Tage fasten und nur Basentee nach Dr. Rau trinken (Rezept siehe S. 226). Eventuell Bettruhe, dann tritt die Heilung von allein ein und Sie können wieder Ihrer gewohnten Tätigkeit nachgehen.

Sollten die Beschwerden noch anhalten oder sich verschlimmern, dann sollten Sie Notakehl D5 Tropfen und quentakehl D5 Tropfen im täglichen Wechsel auf die Zunge oder verteilt in die Nasenlöcher geben und die Tropfen hochziehen, 2x pro Tag je 10 Tropfen, bei Kindern 2x am Tag je 1 Tropfen pro Lebensjahr.

Erwachsene bekommen durch Injektionen von einer Ampulle Gripp Heel im Wechsel mit 1 Ampulle Engystol Hilfe.

Antibiotika:
Versuchen Sie möglichst ohne Antibiotika Ihre Infekte durchzustehen. Es bieten sich von der Firma sanum zwei hervorragende Arzneien an. Notakehl in Ampullen, Tropfen, Tabletten, Suppositorien und Salbe wird eingesetzt bei bakteriellen Erkrankungn allgemeiner Art wie Angina, Tonsillitis, Cystitis, Bronchitis, Laryngitis und Otitis sowie Prostatitis.

Notakehl wird gewonnen aus dem Schimmelpilz Penicillium chrysogenum und erfahrungsgemäß angewendet bei allen bakteriellen Erkrankung. Notakehl ist kein Antibiotikum und produziert keine antibiotischen Substanzen. Deshalb treten die bei einer Antibiotika-Behandlung möglichen Begleiterscheinungen wie Allergien, Leberschäden, Zerstörung der Darmflora und Bildung penicillinresistenter Stämme nicht auf. (Entnommen dem Rezeptierbuch der Firma sanum).

Ein weiteres Medikament ist **quentakehl**, ebenso als Tabletten, Suppositorien, Tropfen, Hartkapseln und Ampullen erhältlich. Es wird erfahrungsgemäß angewendet bei:

- akuten und latenten viralen Infektionen wie Laryngitis, Bronchitis, Sinusitis, Pharyngitis, grippalen Infekten
- allen Erkrankungen, die durch Mischinfektionen hervorgerufen werden, z. B. Herpes zoster, Windpocken
- Migräne, multipler Sklerose, Vertigo, Morbus Menière

Eigenschaften: **Quentakehl** wird gewonnen aus dem Schimmelpilz Penicillium glabrum und erfahrungsgemäß angewendet bei allen virusbedingten Erkrankungen. Quentakehl ist kein Antibiotikum und produziert keine antibiotischen Substanzen. Deshalb treten die bei einer Antibiotika-Behandlung möglichen Begleiterscheinungen wie Allergien, Leberschäden, Zerstörung der Darmflora und Bildung penicillinresistenter Stämme nicht auf. (Entnommen dem Rezeptierbuch der Firma sanum).

Was das Impfen anbelangt, empfehle ich zurückhaltend zu sein. Impfungen schwächen immens das Immunsystem. Die humorale Abwehr wird gestärkt auf Kosten der zellulären, der allgemeinen Abwehr. Schwachstellen im Körper können sich melden und sich dann niemals mehr beruhigen. Welch ein Tausch! Seien Sie äußerst vorsichtig, wenn Sie Diabetiker sind und an einer Niereninsuffizienz leiden.

Gefäßverkalkung

„Wenn es sich um den Begriff Gefäßverkalkung handelt, können dann auch die Nierenarterien betroffen sein? Mein Nephrologe sprach von Gefäßverkalkung der Nierenarterien."

Die Nierenarterien können ebenso wie die anderen Gefäße im Körper verengt sein und zwar durch Arteriosklerose. Die Stenosen entstehen, wie auch in den anderen Gefäßen (Herz, Bauch, Beine), durch Ernährungsfehler, so z. B. bei der Blutzuckerkrankheit, dem hohen Blutdruck und der Adipositas. Der Zuckerkonsum und das Rauchen sowie der übermäßige Eiweißkonsum müssen stark eingeschränkt werden.

Diabetische Nephropathie

„Ich leide an einer diabetischen Nephropathie, direkte Hilfe bekam ich keine. Ich höre immer nur von strengerem Einstellen des Diabetes. Gibt es in der Homöopathie Arzneien, welche für diese Krankheit in Frage kommen?"

Bei etwa 30 % der Diabetiker (Typ I und Typ II) gleichermaßen entstehen Nierenschäden, allerdings erst nach vielen Jahren (oftmals nach ca. 20 Jahren). Die Patienten spüren nichts von ihren Folgeschäden, der Arzt bemerkt Eiweiß im Urin, eventuell geht das jahrelang so, und nach langer Zeit, nach nochmals 5–10 Jahren steigt im Blut der Kreatininwert an, manchmal auch der Harnstoffwert. Man muss als erstes die Arznei überprüfen, ob keine nierenschädigende Medikamente eingenommen werden. Und das Wichtigste: Eiweißfasten ist dringend erforderlich, das tierische Eiweiß ist für die Spätschäden verantwortlich. Decken Sie Ihren Eiweißbedarf mit pflanzlichem Eiweiß (siehe S. 27).

An homöopathischen Arzneien kommen Phosphorus, Syzygium jambolanum, Datisca cann., Natrium muriaticum, Uranium nitricum, Calcium carbonicum, Sulphur, Acidum phosphoricum, Kreosotum und Arsenicum album in Frage, je nach AMB. Auch Iodum und Barium carbonicum darf nicht vergessen werden. Strenge Diät muss eingehalten werden, die Ernährung muss dem Diabetes gerecht werden und vor allem der Nephropathie durch Eiweißfasten!

Nierentee nach Prof. Müller sollte regelmäßig getrunken werden. Rezept Seite 227.

Man kann diesen Tee mit dem **Blutzuckertee** nach Prof. Müller (Rezept siehe S. 228) mischen oder abwechselnd trinken. Die Ernährung ist sehr wichtig und auch die Blutzuckerwerte sollten nüchtern 110ml/dl betragen. Nach der Mahlzeit dürfen die Werte bei 160ml/dl liegen. Der HbA1c-Wert, der Langzeitwert sollte unter 7 % liegen. Der HbA1c-Wert gibt Auskunft über die Werte in den letzten 8–10 Wochen. Der erste Beweis, dass die Niere geschädigt ist, ist die Eiweißausscheidung im Urin, die zuerst noch gering ist, später stärker wird, und dann, nach Jahren manchmal, gehen die Werte im Blut erst hoch, der Kreatininwert, der Harnstoff und die Harnsäure steigen an.

Und auch beim Diabetes mellitus Typ II lodert meist das tuberkulinische Feuer, und wenn dann noch eine Nephropathie besteht muss man wirklich hart arbeiten, um es zum Ersticken zu bringen oder manchmal auch nur abzuschwächen.

Die entsprechende Nosode muss zum Einsatz kommen. In 80 % der Fälle ist es Tuberculinum Koch, gelegentlich auch Tuberculinum bovinum, Tuberculinum avis, Tuberculinum Burnett, Tuberculinum residuum, Tuberculinum marmorec oder Tuberculinum Denys, je nach Arzneimittelbild. Ein guter Homöopath, welcher miasmatisch arbeitet, findet für Sie die richtige Arznei. Nur so kann Ihnen auf Dauer geholfen werden.

III. Polyneuropathie

Wadenkrämpfe bei Diabetikern

„Wadenkrämpfe sind mit Sicherheit Vorläufer zu einer Polyneuropathie. So hat es bei meinem Bruder angefangen. Wir sind beide Diabetiker. Kurz nach Ausbruch der Krankheit Diabetes mellitus Typ II quälten ihn nächtliche Wadenkrämpfe und nach kurzer Zeit hatte er anfallsweise Kribbeln, Missempfindungen, stechende Schmerzen im ganzen rechten Bein. Der Arzt stellte eine Polyneuropathie fest. Soweit ist es bei mir noch nicht. Aber können Sie mir ein Naturheilmittel gegen die nächtlichen Wadenkrämpfe nennen? Danke!"

Therapievorschlag I
Cuprum arsenicosum D4, 3–4x pro Tag je 1 Tablette, im **täglichen Wechsel** mit Magnesium phosphoricum D6, 3–4x pro Tag je 1 Tablette, beides über 6–8 Wochen.

Therapievorschlag II
Mapurit abends 2 Kapseln
Mucokehl D4 morgens 1 Kapsel
sanuvis 1x pro Tag 60 Tropfen
Abends die Beine mit Mucokehl D3 Salbe einreiben.

Restless Legs

„Mein Vater, Diabetiker, leidet an einer schrecklichen Krankheit, an einer diabetischen Polyneuropathie. Mindestens ein Jahr, bevor die Ärzte diese Diagnose mitteilten, plagten ihn seine „restless legs". Ich bin auch Diabetikerin, insulinpflichtig, und bei mir, 56 Jahre alt, geht es jetzt hauptsächlich nachts, aber manchmal auch schon tagsüber mit diesen Unruhezuständen in den Beinen los. Von meinem Hausarzt habe ich keinerlei Hilfe bekommen. Vitamin B12 parenteral und auch oral, hochdosiert, brachte nichts. Ich hoffe auf die Naturheilkunde. Danke!"

Therapievorschlag I: (nach Franz Arnoul)
1–2x pro Woche Mix aus:
1 Amp. Mucokehl (wechselnd D5/D6/D7)
1 Amp. sanuvis
1 Amp. Sanukehl serra D6
1 Amp. Cimicifuga (Steigerwald)
alle zusammen aufziehen, i.m. spritzen

Zusätzlich:
magnerot classic, 2x je 1 Tablette pro Tag
milgamma 100 Dr, 1–2 pro Tag
sanuvis Tabletten, 2x je 1 Tablette pro Tag

Therapievorschlag II:
Rhus tox. D6 und Zincum valerianum D6, im **täglichen Wechsel**, 3x je 1 Tablette pro Tag.

Bei Bedarf:
Spascupreel Suppositorien, 1 Suppositorium abends rektal einführen.

Therapievorschlag III:
Mucedokehl D5, abends 5–8 Tropfen, und Muscarsan D6, 2–3x je 1 Tablette pro Tag

Therapievorschlag IV:
In hartnäckigen Fällen hat die **Horvi-Enzym-Therapie** schon oft geholfen:

Injektionen:
MO, MI, FR – **Horvi-Enzym-Crotalus forte und Horvi-Enzym-Bitis forte** – je 2 ml gleichzeitig, **getrennt**, i.m. oder tief s.c. injizieren, wobei dem Crotalus forte jeweils 1 ml **Horvi-Curare 4** beigemischt werden sollte.

Orale Medikationen:
Horvi-Enzym-Psy 4 und Horvi-Enzym-PKS 6 – 3x pro Tag je 8 Tropfen, im Abstand von 5–10 Minuten auf der Zunge zergehen lassen, **vor dem Essen**. Bei starken Beschwerden können diese Tropfen auch nochmals kurz vor dem Schlafengehen eingenommen werden.

Horvi-Enzym-Crotalus forte liq. und Horvi-Enzym-Bitis forte liq., an injektionsfreien Tagen, 3x pro Tag je 8 Tropfen, im Abstand von 5–10 Minuten auf der Zunge zergehen lassen, **nach dem Essen.**
♂ **Horvibidon**, 3x pro Tag je 2 Kapseln
♀ **Horviton**, 3x pro Tag je 2 Kapseln

Horvityl, 2x pro Tag je 10 Tropfen und kurz **vor dem Schlafengehen nochmals**, 10 Tropfen auf einem EL Wasser einnehmen.

Lokale Therapie:
Horvizym-Salbe, abends **vor dem Schlafengehen** die Füße damit einreiben.

Wichtige Zusatzmedikationen:
Magnesium + Vitamin E

Diese Rezeptur wurde dem Horvi-Enzymed-Rezeptierbuch entnommen.

Kalte Füße – stets kalte Füße, häufige Klagen von Diabetikern

„Ich bin 53 Jahre alt, Diabetikerin, und habe schon seit Jahren immer eiskalte Füße, die dicken Socken helfen auch nachts nicht."

Orale Medikation:
Propionibacterium avidum D5 (Holomed), 3x pro Woche je 1 Kapsel, über 2 Monate.

Zusätzlich:
Calcium carbonicum D6, 3x 1 Tablette pro Tag, 6 Wochen lang.

Anschließend:
Capillaron nach Anweisung.

Weitere orale Therapiemöglichkeiten:
Secale Olplx Tropfen nach Anweisung
Vaseolastica neu (Enzypharm), abends 35 Tropfen
Silicea D12, 2x je 1 Tablette pro Tag
Collateral forte nach Anweisung

Injektionstherapie:
1 Amp. Circulo Injeel
1 Amp. Mucokehl D5
1 Amp. Ginkgobakehl D4
1 Amp. Arteria suis Injeel
alle zusammen aufziehen, i.v. spritzen, 2x pro Woche, über 4 Wochen.

Die Behandlung der Polyneuropathie während eines Anfalls

„Ich kann die Anfälle mit Stichen, Kribbeln, Krämpfen und allen möglichen Unruhezuständen in den Beinen nicht länger ertragen. Können Sie mir helfen? Ich bitte darum."

Während des Anfalls:
Anfangs **immer!** Aconitus napellus D30, 2 Globuli einmalig.

Injektionstherapie:
1 Amp. Mucokehl D5
1 Amp. Circulo Injeel
1 Amp. Traumeel
1 Amp. Neralgo-Rheum-Injeel
1 Amp. Ginkgobakehl D4 (sanum)
alle 5 Ampullen zusammen aufziehen, i.v. spritzen.

Wenn das Beschwerdebild zum Stillstand kommt, die Therapie beenden, ansonsten nach 1–2 Stunden:
1 Amp. Ginkgobakehl
1 Amp. Neralgo-Rheum-Injeel
beide zusammen aufziehen, i.m. nachspritzen.

Als **Schmerzmittel** sind geeignet:
Serpalgin, in Ampullen oder als Tropfen (Horvi)
Bufomarin forte Tropfen (Horvi)

Der Anfall kommt meist nach 20–40 Minuten zum Stillstand.

Ein weiterer **Therapievorschlag**, welcher sich in meiner 50-jährigen Praxistätigkeit bestens bewährt hat:

Injektionen:
Horvi-Enzym-Crotalus forte und Horvi-Enzym-Latromactan – je 2 ml gleichzeitig, **getrennt**, i.m. oder tief s.c. injizieren, wobei dem Crotalus forte jeweils 1 ml **Horvi-C 5** beigemischt werden sollte. Die Präparate im fortlaufenden Wechsel mit folgenden Präparaten Mo., Mi., Fr., Mo. usw. injizieren.

Horvi-Enzym-Crotalus forte und Horvi-Enzym-Serpalgin – je 2 ml gleichzeitig, **getrennt**, i.m. oder tief s.c. injizieren, wobei dem Crotalus forte jeweils 1 ml **Horvi-C 5** beigemischt werden sollte.

Orale Medikationen:
Horvi-Enzym-Psy 4 und Horvi-Enzym-Bufomarin forte – 3x täglich je 8 Tropfen im Abstand von ca. 5–10 Minuten perlingual, **vor dem Essen**. Alle Tropfen mindestens 1 Minute im Mund behalten!

Horvi-Enzym-Crotalus forte liq. und Horvi-Enzym-Latromactan liq. – an injektionsfreien Tagen, Di. und So., 3x täglich je 8 Tropfen, im Abstand von 5 – 10 Minuten perlingual, einige Zeit **nach dem Essen**, wobei dem Crotalus forte jeweils 8 Tropfen **Horvi-C 5** beigemischt werden sollten.

Horvi-Enzym-Crotalus forte liq. und Horvi-Enzym-Serpalgin liq. – an injektionsfreien Tagen, Do. und Sa., 3x täglich je 8 Tropfen, im Abstand von 5–10 Minuten perlingual, einige Zeit **nach dem Essen**, wobei dem Crotalus forte jeweils 8 Tropfen **Horvi-C 5** beigemischt werden sollte.

Lokale Therapie:
Horvi-Enzym-Serpalgin-Salbe – täglich morgens und abends schmerzende Stellen einreiben.

Das Krankheitsbild Polyneuropathie hat mir noch niemand erklärt

„Können Sie mich über dieses Krankheitsbild aufklären? Ich habe wie meine Tante Diabetes mellitus Typ II. Meine Tante hat Wadenkrämpfe, Parästhesien und Nervenschmerzen in den Beinen. Schlimme Anfälle, die kaum in den Griff zu kriegen waren, plagen sie in unregelmäßigen Abständen. Ich habe vor diesem Krankheitsbild großen Respekt, eigentlich sogar Angst. Wann bin ich soweit?“

Durch Schädigung der Gefäße, welche die Nerven versorgen, kommt es zu einer diabetischen Polyneuropathie mit plötzlichen Missempfindungen in den Extremitäten. Es handelt sich um Stiche, Kribbeln, Krämpfe und später manchmal auch um Lähmungen, sowohl in den Extremitäten als auch im Magen-Darm-Trakt. Man kann während des Anfalls weder sitzen noch stehen noch liegen. Umhergehen und mit dem Bein fest auftreten, das ist das Einzige, was geht.

Die Polyneuropathie macht sich nicht erst nach Jahren bemerkbar, sondern tritt manchmal sogar als Vorbote der Zuckerkrankheit auf.

Man kann eine beginnende Polyneuropathie im Frühstadium erkennen, wenn man z. B. die Temperaturempfindlichkeit der Haut untersucht oder die Reflexe prüft.

Die Elektromyographie bzw. die Elektroneurographie geben Auskunft über die Nervenaktivität. Ein Arzt für Neurologie besitzt diese Geräte.

IV. Weitere Folge- und Begleiterkrankungen des Diabetes mellitus Typ II

Chronisch rezidivierende Vaginalmykose bei Diabetes mellitus Typ II

„Ich bin 49 Jahre alt und habe Diabetes mellitus Typ II. Mindestens 3–4x pro Jahr plagt mich eine Vaginalmykose. Sie scheint therapieresistent. Haben Sie Hilfe für mich? Danke!“

Ich hatte in meiner fast 50-jährigen ärztlichen Tätigkeit die besten Erfolge mit einer Kombination aus sanum-Präparaten und homöopathischen Nosoden.

Zunächst erfolgt die Behandlung mit einer **lokalen Therapie**, d. h. Ozon-Salbe (Firma Kastner, siehe S. 239) wird 2x am Tag mittels Wattebausch oder Finger in die Scheide eingeführt – es brennt kurz, aber die Wirkung ist hervorragend.

Zusätzlich werden 3x pro Tag je 10 Tropfen von folgender Mischung lokal eingeführt:
Rp.
Albicansan D5 Tropfen
sanuvis D2 Tropfen
und Pefrakehl D5 Tropfen āā ad 60,0

Die **orale Medikation** erfolgt folgendermaßen, es handelt sich um eine Nosodentherapie:
Clamydien D30 und Reptostreptococcus D30
Im Abstand von 1 Woche werden jeweils 5 Globuli gelutscht. Diese Kur kann eventuell bei Bedarf nach 4 Wochen etwa nochmals wiederholt werden.

Sollte sich der Erfolg wider Erwarten nicht zur Zufriedenheit einstellen, sollte man folgende **lokale Anwendung** nicht auslassen:

Harn getränkte Tampons mit frisch gelassenem Urin werden in die Scheide eingeführt, 2x am Tag. Zusätzlich wird 1x am Tag abends 1 Suppositorium Albicansan rektal eingeführt.

Die **orale Medikation** erfolgt so:
Von den Schleimhauttropfen nach Dr. Konrad Werthmann, Salzburg, werden 2x pro Tag je 10 Tropfen eingenommen.

Rp.
2 Amp. Mucosa comp. Heel 4 ml
2 Amp. Coenzyme comp. Heel 4 ml
2 Amp. Ubichinon comp. Heel 4 ml
1 Amp. sanukehl myc 1 ml
1 Amp. sanukehl cand 1 ml
Galium Heel Tropfen 30 ml Total = 44 ml
Misce, fiat guttures, 2x je 10 Tropfen pro Tag

Die Vaginalmykose ist oftmals sehr hartnäckig. Diese kann durch Umwelteinflüsse, Antibiotika oder auch Diabetes mellitus Typ II hervorgerufen werden, das Immunsystem ist auf jeden Fall geschwächt.

Lokale Medikation:
Eine weitere Möglichkeit wäre in sehr hartnäckigen Fällen in **täglichem Wechsel rektal und vaginal** je 1 Suppositorium Albicansan einzuführen (siehe Schema):

1. Tag .... 1 Supp. rektal
2. Tag .... 1 Supp. vaginal
3. Tag .... 1 Supp. rektal
4. Tag .... 1 Supp. vaginal
5. Tag .... und wieder von vorne und fortlaufend

Außerdem kann man **Spülungen** mit konzentriertem Harn durchführen. Man nimmt eine Plastikspritze à 20 ml, füllt diese mit Harn, bringt an dem Konus ein Stück Infusionsschlauch an und spült 3x am Tag die Vagina; zusätzlich über Nacht Tampons einführen.

Bei einem stark geschwächten Immunsystem kann man noch eine **Eigenbluttherapie** einsetzen. Wenn der Befund chronisch geworden ist, spritzt man intramuskulär 5–10x, 2x pro Woche zuerst 0,5 ml Blut, bei der 2. Sitzung 1,0 ml Blut, dann 1,5 ml und zum Schluss 2 ml, dann wird die Menge nicht mehr gesteigert.

Bei hoch sensiblen, alten, labilen Patientinnen wird zunächst 0,2 ml, anschließend 0,5 ml, dann 0,8 ml, bei der nächsten Sitzung 1,0 ml und zum Schluss 1,5 ml reinjiziert. Es wird nicht mehr weiter gesteigert und bei Besserung hört man auf.

Durch das applizierte Eigenblut wird der Reiz gesetzt, der Körper antwortet durch Aktivierung seiner Selbstheilungskräfte. Die Abwehrlage wird verbessert. Die Eigenbluttherapie ist gut mit anderen Naturheilverfahren kombinierbar.

Man kann selbstverständlich dem Eigenblut jedes mal eine Ampulle Echinacea comp. SN zufügen. Echinacea regt die Abwehr an.

Homöopathische orale Medikation:
Und als letzte Waffe möchte ich nicht vergessen, Borax zu erwähnen, es wird als D3 Verdünnung in Tropfenform über längere Zeit eingenommen (3x pro Tag je 5 Tropfen), mit durchschlagendem Erfolg.

Die Nosode Medorrhinum wird zusätzlich verabreicht, in der Verdünnung D200 bis D1000 je nach Konstitution.

Ernährung:
Die Diät nach Dr. Konrad Werthmann (siehe Seite 233) muss über längere Zeit (ca. 3 Monate) eingehalten werden.

Demenz bei Diabetes mellitus Typ II

„Mein Vater, 79 Jahre, Diabetiker, ist an Demenz erkrankt. Diese nimmt stark zu. Können Sie helfen? Danke!"

Injektion:
Von der Firma Vit-Organ kann ich 3 Präparate empfehlen, welche gemischt werden, d. h. von jedem Präparat – Ney troph, Ney rapid und Ney gero – werden jeweils 1 Ampulle zusammen aufgezogen und 2 x pro Woche subcutan oder intramuskulär gespritzt, über 10 Wochen, 2x pro Jahr.

Oral:
Selenium Homaccord Tropfen nach Anweisung
sowie Ginseng comp. N Tropfen nach Anweisung.

Eigenbluttherapie
Dem Eigenblut werden folgende Ampullen **im Wechsel** zugesetzt, sobald die Injektionstherapie mit den Vit-Organ Präparaten beendet ist:
Cerebrum comp. Heel
Circulo Injeel
Arteria suis Injee
Cerebrum totalis Injeel

Mit einer Eigenblutbehandlung hatte ich stets gute Erfolge (Therapieschema siehe Anhang). Die Eigenblutbehandlung ist eine Reiz- bzw. Umstimmungstherapie.

Du-Puy-Trein'sche Kontraktur

„Mein Hausarzt sagt, meine ausgeprägte Du-Puy-Trein'sche Kontraktur sei auch eine Diabetes-Begleiterscheinung, aber Hilfe bekam ich nicht. Können Sie mir helfen? Danke!"

Injektionstherapie:
1 Amp. Mucokehl D5
zusätzlich ein Lokalanästhetikum
zusammen aufziehen, 2x pro Woche über der verhärteten Stelle quaddeln, dann durch die Quaddel stechen, in das verhärtete Bindegewebe den Rest einspritzen.

Zusätzlich lokale Medikation:
Mucokehl Salbe D3 und Sankombi Tropfen (etwa 5 Tropfen)
im täglichen Wechsel, beides 1x am Tag, über der verhärteten Stelle einreiben, dies über einen Zeitraum von 3 bis 4 Monaten.

Orale Medikation:
Causticum D6
Calcium fluoratum D6
Ruta D6
Graphites D6
im täglichen Wechsel, je 3x 1 Tablette pro Tag, 2 Monate lang.

Eiweiß-Überschüsse sind im Dunkelfeldmikroskop sichtbar

„Ich bin 49 Jahre alt, weiblich, und habe ohne einen besonderen Anlass mal mein Blut bei einem Heilpraktiker im Dunkelfeld-Mikroskop untersuchen lassen. Beschwerden hatte ich keine, es war einfach mal Neugier, meine Freundin hat mir dazu geraten. Der Heilpraktiker erzählte mir was von Filiten, dickem Blut und Sklero-Symplasten. Diese Worte habe ich mitgeschrieben – und er riet mir zum Eiweißfasten. Zusätzlich verordnete er mir Mucokehl D4, 1 Kapsel pro Tag, außerdem sanuvis Tropfen, 60 Tropfen über den Tag verteilt. Einen Aderlass will er mir nächste Woche machen. Ist das o.k.? Ich bin gesund, doch hin und wieder fühle ich mich jetzt krank. Er fragte mich, ob ich Herzschmerzen habe. Das hat mich ganz stutzig gemacht."

Ja, da ist eine Therapie nötig. Filite und Sklero-Symplasten bestehen aus Eiweiß. Sie führen zu einer Steigerung der Blutviskosität, zu Stauungen und Durchblutungsstörungen. Deshalb kam die Frage, ob Sie Herzschmerzen haben.

Der Aderlass macht das Blut wieder dünner, die Arznei wirkt der Übersäuerung entgegen und baut ebenso das überschüssige Eiweiß ab.

Sie werden sehr bald wieder ein gesundes Blut haben!

Geldrollenbildung der roten Blutkörperchen bei der Dunkelfeld-Diagnostik

„Ich lasse mich von Zeit zu Zeit bei einem Heilpraktiker untersuchen. Er hat ein Dunkelfeld-Mikroskop und er kann damit mein Blut sehr genau untersuchen. Bei der letzten Untersuchung lagen meine roten Blutkörperchen in Geldrollenform aneinander geklebt. Das war vorher noch nie. Da ich Diabetikerin bin, rät er, es sollen Mucokehl D5 Injektionen gemischt mit sanuvis Ampullen 2x pro Woche zum Einsatz kommen und zwar werden diese Ampullen intramuskulär gespritzt. Geldrollenbildung sei typisch bei Diabetes und mein Heilpraktiker sagte, es könnten sich Durchblutungsstörungen entwickeln, die Behandlung sei nötig. Ich zögere noch etwas. Kennen Sie sich da aus? Ist das gefährlich? Ich bin etwas beunruhigt. Danke."

Wahrscheinlich liegt bei Ihnen eine Übersäuerung des Bindegewebes vor. Eiweißreiche Kost sollten Sie meiden. Wenn die roten Blutkörperchen in ihrer Form verändert, agglutiniert sind, dann sind diese in ihrer Funktionsfähigkeit beschränkt. Sie sind nicht mehr so mobil wie sie sein sollten und Durchblutungen sowie Stauungen jeder Art sind die Folge. Venenentzündung, Schlaganfall, Hörsturz, Gefäßverschlüsse und Osteomyelosklerose können **langfristig** die Folge sein. Lassen Sie sich behandeln, die Behandlung mit Mucokehl ist eine der treffsichersten Therapien. Und sehr bald werden Sie wieder ein ganz normales Blutbild haben, ohne jeden krankhaften Befund.

Thromboseprophylaxe bei Diabetikern vor einem Transkontinentalflug

„Ich bin Diabetikerin, Typ II, ein Transkontinentalflug steht bevor. Ich mache mir Sorgen, da meine Thrombozyten an der oberen Grenze sind. Mein Hausarzt sagt, das komme bei Diabetikern häufig vor, aber trotzdem bitte ich Sie um eine Thromboseprophylaxe, damit ich beruhigt in den Flieger steigen kann."

Orale Medikation:
Lachesis D12, 2x je 1 Tablette pro Tag, 2–3 Wochen lang (einige Tage vor dem Flug und dann auch danach).
Zusätzlich:
1 Amp. Mucokehl D5, i.v. oder i.m. spritzen, und
außerdem:
Mucokehl D3 Salbe, die Beine einreiben.
Beide Arzneien jeweils 1 Tag vor einem langen Flug.

Weitere Verfahren:
1. Beine hochlagern
2. Ginkgo-Präparate

Nagelmykose und Diabetes mellitus Typ II

„Ich bin Diabetikerin, 47 Jahre alt, der Nagelpilz an den Fußzehen ist vollkommen therapieresistent. Alle Nägel sollen gezogen werden! Bei drei verschiedenen Hautärzten war ich schon. Habe ich bei Ihnen vielleicht noch eine Chance? Die Hautärzte meinten einstimmig, dass der Diabetes diese Krankheit hervorrufe. Danke!"

Lokale Medikation:
Ozonsalbe (Kastner, siehe S. 239) ums Nagelbett einreiben und **zusätzlich:**
Sanukehl trich. Tropfen (Holomed, siehe Anhang) auch auf und um den Nagel herum täglich einige Tropfen.

Das **Wichtigste** ist (Nagelmykose ist sehr hartnäckig):

1. Die Füße werden 1–2x täglich in **altem** Urin gebadet. Alter Urin ist viel intensiver in der Wirkung. **Alter Urin heißt:** der Urin muss mindestens 4 Tage gesammelt sein. Mann kann ihn in einem Tongefäß bedeckt sammeln. Bei einmaliger Anwendung pro Tag ca. 2 Stunden einwirken lassen, bei zweimaligem Baden nur 1 Stunde und dann abwaschen. Das ist eine sehr zuverlässige Methode, die in meiner 50-jährigen Praxis zuverlässig geholfen hat.
2. Die **Diät** nach Dr. Konrad Werthmann soll unbedingt eingehalten werden (siehe S. 233).

Hörsturz bei Diabetes mellitus Typ II

„Ich bin 65 Jahre alt und habe auf dem linken Ohr schon 2x einen Hörsturz gehabt. Auf dem linken Ohr habe ich immer noch ein leises Rauschen. Können Sie mir vorbeugend etwas geben, damit das nicht nochmal passiert?"

Lutschen Sie jeden Morgen 1 Tablette Mucokehl D5 und nehmen Sie 8 Tropfen sanuvis D2 ein. Abends empfehle ich Ihnen 1 Kapsel Mucedokehl D4 zu schlucken.

Nach 6 Wochen machen Sie bitte eine Pause von 2 Wochen, dann die Kur wieder von vorn und wieder anschließend eine Pause usw. Und zu einer HOT (hämatogene Oxidationstherapie s. S. 222) rate ich Ihnen. Die kleinen Gefäße werden dadurch viel besser durchblutet und der Aufwand ist gering. 6–8 Sitzungen, 1–2x pro Jahr, am besten in Umbruchszeiten, im Frühjahr und Herbst.

Cardiomyopathie bei Diabetes mellitus Typ II

„Mein Vater, 61 Jahre alt, leidet an einer dilatativen Cardiomyopathie mit erheblicher Linksherzinsuffizienz und da er Diabetiker ist, wollen wir unbedingt auch ergänzende Sondermethoden zur Anwendung bringen. Es geht ihm nicht gut, er bekommt Atemnot, wenn er sich belastet. Gibt es von Ihnen Hilfe? Vielen Dank!"

Es gilt, den Herzmuskel zu stärken, ansonsten symptomatisch zu behandeln, Rhythmusstörungen und Ödeme zu bekämpfen.

Therapievorschlag:
Crataegutt novo 450, täglich 1 Tablette
Strophantus D4 (sanum), 2x je 5 Tropfen pro Tag
beide Mittel über 8 Wochen oder je nach Verlauf

Bei Rhythmusstörungen zusätzlich:
Spongia D6, 3x je 1 Tablette pro Tag, 6 Wochen lang.

Im Anschluss:
Spartium Ptk H Tropfen nach Anweisung, über 2 Monate

Langzeittherapie:
Cralonin Tropfen, 3x je 20 Tropfen pro Tag, über ½ Jahr.

Bei Beinödemen zusätzlich:
Natrium chloratum D6, anfangs 4 x je 1 Tablette pro Tag, dann 3x je 1 Tablette pro Tag, 6 Wochen lang.

Anschließend:
Phosphorus D6, 3x je 5 Globuli oder 3x je 5 Tropfen pro Tag, ebenfalls 6 Wochen lang.

Zusätzlich dringend **Vitamin B12**, i.m. spritzen, z. B. Vitamin B12 + Folsäure (Hevert), oder Vitamin B Komplex sanum.

Wenn keine Spritzen gewünscht werden oder bei Marcumareinnahme: Horviton Kapseln, anfangs 3x je 2 Kapseln pro Tag, dann 3x je 1 Kapsel am Tag.

Längere Spaziergänge, viel Bewegung an der frischen Luft, Ausdauertraining so weit möglich.

Bei Schwächeanfällen:
Herzkraft Dr. Sieghert nach Anweisung und/oder Veratrum album D3, 2x je 5 Globuli im Abstand von 10 Minuten.
2–3 Tropfen Rescue Remedy über dem Herzchakra einreiben, im Abstand von 10 Minuten. Das hat sich sehr gut bewährt.

Eine **HOT-Therapie**, 2x im Jahr zu je 10 Sitzungen, ist empfehlenswert.

Lokal:
Zur täglichen Therapie empfiehlt sich **Horvizym Salbe** einzureiben, sowohl in die linke Ellenbeuge als auch über der Herzgegend, an beiden Stellen 2x am Tag ca. erbsengroß.

Nach einigen Wochen:
Mucokehl D5 Tropfen, 5 Tropfen morgens über dem Herzchakra einmassieren, dies über Wochen, **dann wieder** Horvizym Salbe (wie oben), oder beide Mittel von Anfang an im **täglichen Wechsel**.

Bei schwerem, chronischem Verlauf rate ich zur **Horvi-Enzym-Therapie**:

Injektionen:
2 ml Horvi-Enzym-Horvitrigon forte und 2 ml Horvi-Enzym-Latromactan gleichzeitig, **getrennt**, i.m. oder tief s.c. injizieren. Diese Präparate im fortlaufenden Wechsel mit folgenden Präparaten MO, MI, FR, MO usw. injizieren:
2 ml Horvi-Enzym-Crotalus forte und 3 ml Horvi-Enzym-Naja mite gleichzeitig, **getrennt**, i.m. oder tief s.c. injizieren.

Orale Medikation:
Horvi-Enzym-AP 7 und Horvi-Enzym-Cardox – 3x pro Tag, je 8 Tropfen im Abstand von 5–10 Minuten auf der Zunge zergehen lassen, **vor dem Essen**.

Horvi-Enzym-Horvitrigon forte liq. und Horvi-Enzym-Latromactan – an injektionsfreien Tagen, DI + SA, 3x pro Tag je 8 Tropfen im Abstand von 5–10 Minuten auf der Zunge zergehen lassen, **nach dem Essen**.

Horvi-Enzym- Crotalus forte liq. und Horvi-Enzym-Naja forte liq. – an injektionsfreien Tagen, DO + SO, 3x pro Tag je 8 Tropfen im Abstand von 5–10 Minuten auf der Zunge zergehen lassen, **nach dem Essen**.

Diese Rezeptur ist dem Horvi-Enzymed-Rezeptierbuch entnommen.

Herzinsuffizienz

„Ich bin Diabetiker und habe eine Linksherzhypertrophie bei Hypertonie. Vielleicht kann ich von Ihnen noch zusätzlich Hilfe bekommen. Danke!"

Therapievorschlag:
Crataegutt novo, 1 Tablette am Tag.

Bei Ödemen:
Natrium chloratum D6, 3x je 1 Tablette pro Tag, 6 Wochen lang.

Anschließend:
Phosphorus D6, 3x je 5 Tropfen pro Tag oder 3x je 5 Globuli pro Tag, 6 Wochen lang.

Danach Langzeittherapie bei Ödemen:
Cralonin Tropfen, 3x je 20 Tropfen pro Tag, über Monate.

Bei Rhythmusstörungen:
Spongia D6, 3x je 1 Tablette am Tag, 4 Wochen lang.

Anschließend:
Spartium Ptk H Tropfen, nach Anweisung.

Langzeittherapie:
Tromcardin forte nach Anweisung
Q-10 100 mg 1 Tablette pro Tag
im **täglichen Wechsel**, für weitere Monate.

Vitamin B12 + Folsäure (Hevert), i.v. oder i.m. spritzen, 2x pro Woche ist dringend angeraten.

Hyperurikämie, akuter Gichtanfall – bei Diabetes mellitus Typ II

„Ich bin 61 Jahre alt, Diabetiker, und habe schon immer erhöhte Harnsäurewerte, seit 1 ½ Jahren auch Gichtanfälle. Mein Hausarzt sagt, diese Krankheit sei eine Begleiterkrankung des Diabetes mellitus Typ II. Gibt es naturheilkundliche Hilfe für den Akutfall sowie langfristig?"

Im akuten Fall:
1 Amp. Traumeel
1 Amp. Neralgo Rheum Injeel
2 Amp. Notakehl D5
1x pro Tag, i.v. spritzen, bis Besserung eintritt.

Bei starken Schmerzen **zusätzlich**:
2 Amp. Serpalgin (Horvi), i.m. spritzen.

Zusätzlich:
15 g Vitamin C von der Firma Pascoe als Infusion in 250 ml Nacl. über 30 Minuten laufen lassen. Die Infusion wird anfangs 2–3x täglich zum Einsatz gebracht, dann 2x pro Woche.

Orale Medikation:
Bryonia D6 und Colchicum D6, im **täglichen Wechsel**, 4x je 1 Tablette pro Tag, etwa 3 – 4 Tage lang, dann 3x je 1 Tablette pro Tag, 6 Wochen lang.

Anschließend als Langzeittherapie:
Guajacum D2 und Restructa forte, nach Anweisung, im **täglichen Wechsel**,
sowie zwischendurch:
Iso-Gewebemittel Nr. 11 nach Anweisung.

Weitere Verfahren:
Außerdem **Einreibungen** mit Aconit Schmerzöl (Wala) oder Serpalgin Salbe oder auch **Gelenköl** nach F. Viehauser (Rp. siehe S. 227).

Fußbäder im **akuten Anfall** mit Ascorbinsäurepulver, d. h. eine kleine Tasse auf ein Fußbad, und das täglich 2x.

Ganz wichtig:
Basentee nach Dr. Rau trinken (siehe S. 226).

Als **Langzeittherapie Lebertee** (siehe S. 227) und **Nierentee** (siehe S. 227) trinken oder Nierentee Fides, am besten im täglichen Wechsel.

Außerdem purinfreie Kost, **Alkoholverzicht**, streng **vegetarische Ernährung** und den **Basentee** nach Dr. Rau trinken (siehe S. 226).

Was noch **dringend** zu empfehlen ist: Für ausreichend **Sport** an der frischen Luft sorgen, mindestens 3x in der Woche aus sich **schwitzen**; besser täglich.

Eine **Blutegelbehandlung** ist in diesem Fall von Vorteil:
2x pro Woche je 2 Blutegel (Hirudines medicinalis) auf das erkrankte, entzündete oder gefährdete Gelenk setzen, 6 Wochen lang.

In **chronischen Fällen** sind auch 2x pro Woche **Entsäuerungs-Wannenbäder** zu empfehlen, siehe S. 224.

Pruritus senilis – Altersjuckreiz bei Diabetes mellitus Typ II

„Ich habe einen schrecklichen Altersjuckreiz, der wohl durch meinen Diabetes ausgelöst ist. Ich bin 79 Jahre alt. Hilfe habe ich noch keine bekommen. Mein ganzer Körper juckt. Können Sie mir helfen?"

Hilreich sind **Bäder**, Vollbäder mit Zinnkrautextrakt bzw. Kamillenextrakt, außerdem Einreibungen mit Nachtkerzenöl, welches auch in Kapselform jederzeit Einsatz finden kann.

Eine **Injektion** kommt in Frage mit:
Histamin Injeel
Urtica Injeel
Psorinum Injeel
jeweils 1 Ampulle zusammen aufziehen und i.v. spritzen, täglich 1x ca. 1 Woche lang.

Zusätzlich 4x pro Tag je 1 Tablette Dolichos pruriens D6 lutschen.

Dornwarze am Fuß

„Meine Dornwarze am Fuß plagt mich furchtbar, außerdem bin ich Diabetiker Typ II. Ich bin 45 Jahre alt. Können Sie mir helfen, diese los zu werden?"

Lokal:
Thuja Ø im täglichen Wechsel mit altem oder frischem Urin zur Anwendung bringen.

Zusätzlich:
Sankombi und Mucokehl D5, im **täglichen Wechsel**, 1x pro Tag je 2 Tropfen einmassieren.

Oral:
Antimum crudum D6 und Berberis vulgaris D4, im **täglichen Wechsel**, 4x je 1 Tablette pro Tag, 2 Wochen lang, danach im **täglichen Wechsel** 3x je 1 Tablette pro Tag.

Immer zum Erfolg führende **Therapie** ist folgende, da das Krankheitsbild doch hartnäckig ist:
Täglich 1 rohe Kartoffel in Scheiben schneiden und die Scheiben über der Warze einreiben. Der frische **Kartoffelsaft** bringt die Warze nach einiger Zeit zum Verschwinden. Ich habe damit noch nie einen Misserfolg erlebt.

Bei Rezidiven morgens die **Urinportion** trinken.

Hornhautbildung (vermehrt) an Händen und Füßen

„Die Hornhautbildung an meinen Händen und Füßen ist extrem, mein Hausarzt sagt, das hinge mit dem Diabetes zusammen. Was kann man dagegen tun?"

Salzbäder:
1 Esslöffel Salz auf 1 Liter heißes Wasser, die betroffenen Teile ¼ Stunde baden.

Oral:
Antimonium crudum D6, 3x je 1 Tablette pro Tag, 6–8 Wochen lang.

Lokal:
Mucokehl D3 Salbe auftragen.

Periarthritis humero-scapularis

– Schulter-Arm-Syndrom –

Bei Erkrankung der **rechten Seite**:

Injektionstherapie:
1 Amp. Ferrum phosphoricum Injeel
1 Amp. Kalmia Injeel
1 Amp. Sanguinaria Injeel
1 Amp. Chelidonium Injeel
alle zusammen aufziehen, 3 Tage lang täglich i.v. spritzen, bei Besserung nur noch 2–3x pro Woche.

Zusätzlich:
1 Amp. Harpagophytum D2 und 2 ml Procain 1 %
zusammen aufziehen, i.a. ins Schultergelenk, 1–2x pro Woche.

Oral:
Phönix Stellaria spag., 1. Woche 3x je 10 Tropfen pro Tag, 2. Woche 3x je 20 Tropfen pro Tag, 3. Woche 3x je 25–30 Tropfen pro Tag, dabei über 6 Wochen bleiben.

Zusätzlich:
Phönix Hydrargyrum spag. und Phönix Kalium nitra spag. āā ad 50,0
2 Tage lang alle 2 Stunden je 30 Tropfen, dann 4x je 30 Tropfen pro Tag, über 6 Wochen.

Anschließend:
Phytolacca D4 und Magnesium carbonicum D6, im **täglichen Wechsel,** anfangs 4x je 1 Tablette pro Tag, bei Besserung 3x je 1 Tablette pro Tag.

Bei Erkrankung der **linken Seite**:

Injektionstherapie:
1 Amp. Spigelia Injeel
1 Amp. Rhus tox Injeel
1 Amp. Nux moschata Injeel
1 Amp. Ferrum metallicum Injeel
alle zusammen aufziehen und spritzen. Zunächst täglich, dann 2–3x pro Woche.

Zusätzlich:
1 Amp. Harpagophytum D2 und 2 ml Procain 1 %
zusammen aufziehen, i.a. ins Schultergelenk, 1–2x pro Woche

Oral:
Phytolacca D4, 4x je 1 Tablette pro Tag, später 3x je 1 Tablette pro Tag.

Lokal:
Einreibungen mit Phönix Kalantol A, Aconit Schmerzöl oder Serpalgin Salbe; oder: bei ganz starken Schmerzen kann auch ein Ichthyol Verband zur Anwendung kommen:
Ichthyol pur oder Ichthyol 20 %, erhältlich in der Apotheke. Messerrückendick auftragen, Watte auflegen und mit einer Mullbinde umwickeln. Der Verband mit der schwarzen Salbe Ichthyol bleibt 24 Stunden und wird eventuell noch 1x wiederholt.

Zusatztherapie:
Bei Fortdauer der Schmerzen kann folgende **Mischspritze** zum Einsatz kommen:
1 Amp. Notakehl D5
1 Amp. Pefrakehl D6
1 Amp. Traumeel
1 Amp. Neralgo-Rheum-Injeel
alle zusammen aufziehen und spritzen, täglich, später 2x pro Woche.

Zur Ausleitung der Entzündung empfehle ich das Anlegen eines **Cantharidenpflasters**.

Bei vollblütigen, stark durchbluteten Patienten ist eine **Blutegelbehandlung** ebenso erfolgreich. 4 Blutegel sollten zur Anwendung kommen, 3x im Abstand von 3 Tagen. Blutverdünnungsmittel in dieser Zeit absetzen!

Auch **Aderlässe** sind geeignet. Zunächst 1x pro Woche, 4x hintereinander, dann größere Abstände. Die Menge richtet sich nach der Konstitution des Patienten (zwischen 100 ml und 200 ml).

Und das Wichtigste: **Streng vegetarische Kost**, Vermeidung von Alkohol und Lebensmitteln, die den Harnsäurespiegel erhöhen.

Die **Entsäuerungstherapie** von sanum eignet sich gut bei Fortdauer der Beschwerden oder bei rezidivierenden Schulter-Arm-Syndromen:
2x pro Tag jeweils 1 ML Alkala N Pulver in heissem Wasser auflösen und 2x pro Tag jeweils 1 TL sanuvis einnehmen.

Ein weiterer, sehr erfolgversprechender Therapievorschlag kommt von der Horvi-Enzym-Therapie. Diese Arzneien helfen auch in sehr hartnäckigen Fällen.

Injektionen:
Horvi-Enzym-Crotalus forte und Horvi-Enzym-Serpalgin – je 2 ml gleichzeitig, getrennt, i.m. oder tief s.c. injizieren, wobei dem Crotalus forte jeweils 1 ml **Horvi-C 5** beigemischt werden sollte. Diese Präparate im fortlaufenden Wechsel mit folgenden Präparaten Mo., Mi., Fr., Mo. usw. injizieren:
Horvi-Enzym-Ammodytes forte und Horvi-Enzym-Latromactan – je 2 ml gleichzeitig, **getrennt**, i.m. oder tief s.c. injizieren. Die obigen Präparate können auch an Schmerzpunkten im Schulterbereich tief s.c. infiltriert werden.

Orale Medikationen:
Horvi-Nukleozym Comp. 4 und Horvi-Enzym-Psy 4 – 3x täglich je 8 Tropfen, im Abstand von ca. 5 bis 10 Minuten perlingual, **vor dem Essen**. Alle Tropfen mindestens 1 Minute im Mund behalten!
Horvi-Enzym-Crotalus forte liq. und Horvi-Enzym-Serpalgin liq. – an injektionsfreien Tagen, Di. und Sa., 3x täglich je 8 Tropfen, im Abstand von ca. 5 bis 10 Minuten perlingual, einige Zeit **nach dem Essen**.
Horvi-Enzym-Ammodytes forte liq. und Horvi-Enzym-Latromactan liq. – an injektionsfreien Tagen, Do. und So., 3x täglich je 8 Tropfen, im Abstand von ca. 5 bis 10 Minuten perlingual, einige Zeit **nach dem Essen.**

Lokale Therapie:
Horvi-Enzym-Chiropac-Salbe und Horvi-Enzym-Serpalgin-Salbe – die Salbe täglich als Mischung morgens und abends im schmerzenden Schulterbereich einreiben.

Wichtige Zusatzmedikation:
Vitamin E

Ulcus cruris – bedingt durch eine arterielle Verschlusskrankheit bei Diabetes mellitus Typ II

„Bei meiner Mutter, 69 Jahre alt, Diabetikerin, entwickelte sich als Folge einer arteriellen Verschlusskrankheit ein Ulcus cruris am linken Unterschenkel. Es ist etwa münzgroß, die Wunde ist stark verschmutzt. Eine Tante von mir hat in ähnlicher Angelegenheit von einem Heilpraktiker große Hilfe bekommen. Können Sie mir aus der Naturheilkunde Hilfe anbieten? Danke!"

Bringen Sie die **Horvi-Enzym-Therapie** zunächst zur Anwendung, damit hatte ich gute Erfolge in meiner Praxis.

Injektionen:
Horvi-Enzym-Crotalus forte und Horvi-Enzym-Bitis forte – je 2 ml gleichzeitig, **getrennt**, i.m. oder tief s.c. injizieren. Diese Präparate im fortlaufenden Wechsel mit folgenden Präparaten MO, MI, FR, MO usw. injizieren:
Horvi-Enzym-Horvitrigon forte und Horvi-Enzym-Latromactan – je 2 ml gleichzeitig, **getrennt**, i.m. oder tief s.c. injizieren.

Orale Medikationen:
Horvi-Nukleozym Comp. 8 und Horvi-Nukleozym Comp. 20 – 3x täglich je 8 Tropfen, im Abstand von ca. 5 bis 10 Minuten perlingual, **vor** dem Essen. Alle Tropfen mindestens 1 Minute im Mund behalten!
Horvi-Enzym-Crotalus forte liq. und Horvi-Enzym-Bitis forte liq. – an injektionsfreien Tagen, Di. und Sa., 3x täglich je 8 Tropfen, im Abstand von 5 bis 10 Minuten perlingual, einige Zeit **nach** dem Essen.
Horvi-Enzym-Horvitrigon forte liq. und Horvi-Enzym-Latromactan liq. – an injektionsfreien Tagen, Do. und So., 3x täglich je 8 Tropfen, im Abstand von ca. 5 bis 10 Minuten perlingual, einige Zeit **nach** dem Essen.

Lokale Therapie:
Horvizym-Salbe – morgens und abends die Salbe um die Wundränder herum einreiben.

Eine weitere Behandlungsart bietet die Firma **sanum** an, die Arznei heißt **Mucokehl** sowohl in Spritzenform als auch als Salbe. Mucokehl wird aus den Kulturen des Schimmelpilzes Mucor racemosus gewonnen und wird in der Verdünnung D5 2x pro Woche intramuskulär gespritzt, und als Mucokehl D3 Salbe über die ganze Wundfläche appliziert, zunächst etwa 6–8 Wochen lang, je nach Verlauf. Nach dieser Zeit ist eine weitere Behandlung meist nicht mehr nötig.

Wenn in ganz hartnäckigen Fällen noch eine weitere Behandlung nötig ist dann empfehle ich eine **Eigenblutbehandlung**, welche ich während einer Praxishospitation bei Heilpraktiker Harald Krebs kennenlernen durfte. Der Erfolg war oft verblüffend.

Eigenblutinjektionen bei stark verschmutzter Wunde
1. bis 3. Woche .... 0,5 ml Eigenblut plus
Injektionen am Mo., Mi., Fr. .... 1 Ampulle Notakehl D5 i.m.
.... gleichzeitig werden nach der Blutentnahme
.... 7,5 g Vitamin C Pascoe infundiert
4. bis 6. Woche .... Injektionen wie 1.–3. Woche
Injektionen am Mo. und Fr.

Später, wenn die Wunde sauber aussieht, 2x wöchentlich je 1 Ampulle Mucokehl D5 i.v. und gleichzeitig 1 Ampulle Mucokehl D5 i.m.

Zusätzlich werden 2x pro Tag je 1 Kapsel Mucokehl D4 geschluckt, allerdings erst ab dem Zeitpunkt, wenn Notakehl D5 durch Mucokehl D5 in Spritzenform zur Anwendung gebracht wurde. (Notakehl und Mucokehl sollten **niemals zusammen** zur Anwendung kommen).

Außerdem empfehle ich, gleichzeitig Calendula D3 im **täglichen Wechsel** mit Hepar sulfuris D4 3x am Tag je 1 Tablette zu lutschen.

Weitere Anwendungen:
Spülungen mit Zinnkrauttee und Salbenverbände mit Mucokehl D3 Salbe.

Die Blutegelbehandlung ist wohl die sicherste Behandlung, wenn es um die Öffnung der Abflusswege geht. In hartnäckigen Fällen empfehle ich dringend im Kreuzbeinbereich alle 4 Wochen, je nach Verlauf 4–6 Blutegel zu setzen. Der Erfolg lässt nicht lange auf sich warten. Die Blutegel dürfen nicht über oder neben der Wunde gesetzt werden. Das Kreuzbein ist der zentrale Ort für alle Erkrankungen. Die Zahl der Tierchen und die Abstände der Anwendung wird durch die Konstitution des Patienten bestimmt. **Wichtig:** Wenn Blutegel gesetzt werden, müssen alle Blutverdünner abgesetzt werden, auch Mucokehl!

Darmmykose bei Diabetes mellitus Typ II

„Pilzbefall ist bei mir groß geschrieben, vor 2 Jahren handelte es sich um ein Pityriasis versicolor, dann um einen Nagelpilz, und jetzt kommt mein Darm auch noch dazu. Ich suche Hilfe. Die Ärzte kennen sich auf diesem Gebiet nicht so recht aus. Ich höre immer nur, dass der Diabetes ursächlich schuld sei. Ich bitte um Hilfe!"

Folgende Diät ist unbedingt einzuhalten:
Kuhmilch- und Hühnerei-freie Kost, kein Schweinefleisch. Wenig Kohlehydrate, vor allem keine konzentrierten Kohlehydrate. Wenig Rohkost vorübergehend. Viel Sellerie, Sauerkraut, Bärlauch, Knoblauch, Myrrhe, Parakresse (Firma Bioforce), Aloe vera, Lapacho-Tee, Grapefruitsamen und **rohe** Möhren. Ausschließlich Knäckebrot. **Selbstverständlich Verzicht** auf Zucker, Hefegebäck, Nüsse und Kerne.

Therapievorschlag:
Mykundex Kapseln, nach Anweisung etwa 10 Tage lang.

Anschließend:
Exmykehl D3 Suppositorien, 1 Supp. pro Tag, rektal einführen, 3 Wochen lang.

Anschließend:
Fortakehl D5, 2x je 1 Tablette pro Tag, 4 Wochen lang.

Danach:
Montag bis Freitag:
Mucokehl D5 .... morgens 1 Tablette
Nigersan D5 .... abends 1 Tablette
Samstag und Sonntag:
Exmykehl D3 Supp. .... 1 Supp. am Tag, rektal einführen
Diese Kur ½ Jahr beibehalten.

Wenn mit den Exmykehl D3 Suppositorien begonnen wird, dann **gleichzeitig** zum Einsatz bringen:
sanukehl cand. D6, 1x 5 Tropfen am Tag über dem Bauchraum einreiben, 6 Wochen lang, und Rebas D4, 1 Kapsel am Tag einnehmen, 4 Wochen lang.

Weiterhin:
1 Ampulle Albicansan, 2x pro Woche, i.m. spritzen, ebenfalls 4–6 Wochen.

Lebertee trinken, Rezept siehe S. 227.

Als **Zusatz** kommt bei Bedarf zum Einsatz:
Myrrhinil Intest, nach Anweisung, über 4 Wochen.

In hartnäckigen Fällen empfehle ich dringend als **Langzeittherapie**: Utilin D6 und Recarcin D6, im **wöchentlichen Wechsel**, jeweils 1 Kapsel pro Woche.

Die Einnahme der sanum-Bakterienpräparate siehe S. 237.

Schlaganfallprophylaxe

„Ich bin Diabetikerin, 59 Jahre alt, erlitt vor 3 Jahren einen Schlaganfall ohne Folgeerscheinungen. Meine Freundin hat schon den dritten Schlaganfall innerhalb von 5 Jahren. Jetzt habe ich Angst, wie das weiter geht. Können Sie mir Tipps zur Schlaganfallprophylaxe geben? Danke."

Vorbeugende Maßnahmen:
Eiweißfasten, nicht zuviel Fett, viel Knoblauch, Zwiebel, Rohkost, Äpfel.

Injektionstherapie:
1 Amp. Mucokehl D5
1 Amp. Nigersan D5
1 Amp. Circulo Injeel
1 Amp. Ginkgobakehl
alle zusammen aufziehen, i.v. spritzen, anfangs 2x pro Woche, dann 1x pro Woche.

Orale Medikation:
Mucokehl D4 .... morgens 1 Kapsel
Nigersan D4 .... abends 1 Kapsel
über Monate.

Cralonin Tropfen, 3x je 20 Tropfen pro Tag, über 8 Wochen, und sanuvis Tropfen, 3x je 1 Teelöffel pro Tag, über Monate.

Propionibacterium avidum D5 (Holomed), 3x je 1 Kapsel pro Woche, über Monate,
anschließend:
Tebonin intens, 1 Filmtablette am Tag, auch über Monate.

Die Einnahme der sanum-Bakterienpräparate siehe S. 237.

Lokal:
sanukehl acne D6 und Mucokehl D5, im **täglichen Wechsel**, je 5 – 10 Tropfen über die Schläfen verteilt einreiben. Mit 5 Tropfen beginnen und auf 10 Tropfen steigern.

Weitere Verfahren:
Blutegelbehandlung: 4–6 Egel auf die Halswirbelsäule setzen, 1x im Monat
Oder:
Aderlässe (die Menge richtet sich nach Ihrer Konstitution), anfangs 1x pro Woche, 6 Wochen lang, dann 1x im Monat, 6 Monate lang.

Bluthochdruck – vorbeugen – bei Diabetes mellitus Typ II

„In meiner Familie kommt immer wieder Bluthochdruck vor, mein Opa, meine Mutter und meine Schwester haben erhöhte Blutdruckwerte und schlucken täglich Pillen. Ich bin 42 Jahre alt, Diabetikerin, kann ich irgendwie vorbeugen, dass ich nicht auch zum Hypertoniker werde?"

Ja, da gibt's in der Naturheilkunde Hilfe für Sie. Lutschen Sie täglich je 1 Tablette Mucokehl D5 und 1 Tablette Nigersan D6, außerdem sollten 2x täglich je 5 Tropfen sanuvis D2 zum Einsatz kommen. Nach 3 Monaten machen Sie eine Pause von 2 Wochen, dann beginnen Sie wieder von vorn.

Und 1x pro Jahr empfehle ich Ihnen eine **HOT** (hämatogene Oxidationstherapie), welche am besten im Frühjahr zur Anwendung kommen sollte, dann, wenn der Stoffwechsel sich zu dieser Jahreszeit umstellt. Es handelt sich um 6–8 Sitzungen (siehe S. 222).

Wenn Sie einen Heilpraktiker oder Naturarzt in der Umgebung wissen, dann bitten Sie um einen **Aderlass**, jeweils im Frühjahr und Herbst. Der Aderlass hilft am besten, wenn nicht zu viel Blut entnommen wird, sonst wird dies zu schnell wieder nachgebildet, ich empfehle ca. 100 ml–150 ml zu entnehmen, je nach Konstitution. Der Aderlass kann in diesen Umbruchszeiten mehrfach wiederholt werden, wöchentlich oder 2-wöchentlich.

Chronic Fatigue Syndrom

„Mein Mann, 57 Jahre alt, seit 20 Jahren Diabetiker Typ II, war stets ein dynamischer Mensch. Er ist Lehrer und liebte immer seinen Beruf, nichts war ihm zuviel, aber seit ca. ½ Jahr klagt er über Müdigkeit, Kraftlosigkeit, sitzt wie ein alter Mann stundenlang vor dem Fernseher im Sessel und schleppt sich so dahin. Er spricht von Teilrente. Das passt alles nicht zu ihm. Sein Hausarzt sprach von einem *Chronic Fatigue Syndrom*, ausgelöst durch den jahrelangen Diabetes. Hilfe hat er bisher noch keine bekommen. Danke für Ihre Unterstützung!"

Therapie I:
1 Amp. Neuro Injeel und 1 Amp. Tonico Injeel, im **Wechsel**, i.v. spritzen, 3x pro Woche, 6 Wochen lang.

Zusätzlich:
China Hom. Tropfen, nach Anweisung, bei **Schwächezuständen allgemein**.

Wenn es hauptsächlich um eine **geistige Erschöpfung** geht oder ausgelöst durch **Infekte**:
Phosphorus D6, 1. Woche 4x je 5 Globuli oder 4x je 5 Tropfen pro Tag, dann 3x je 5 Globuli oder 3x je 5 Tropfen pro Tag, 5 Wochen lang.

Zusätzlich:
1 Amp. Cerebrum comp. Heel, s.c. spritzen, 3x pro Woche, später 2x pro Woche.

Als **Zusatztherapie** sehr gut geeignet:
Ginseng-Tonikum oder besser Ginseng Wurzel 1½ cm am Tag kauen. Das hilft sehr gut.

Wenn nach 6 Wochen diese Erschöpfung nicht behoben ist, dann kommt folgende **Tropfmischung** zum Einsatz:
Rp.

Alfalfa D4 20,0
Panax D4 20,0
Urtica urens Ø .... ad 90,0
2x jeweils 20 Tropfen pro Tag, 6–8 Wochen lang.

Therapie II:
Diese Therapie ist für ältere Leute sehr gut geeignet:
L-Arginin Kapseln nach Anweisung

Zusätzlich:
Rp.
Ginseng Hom.
Phosphor Hom.
Cralonin Tropfen āā 90,0
3x je 10–15 Tropfen pro Tag.

Außerdem:
Infi-China Ampullen, nach Anweisung, 4 Wochen lang.

Anschließend:
Cerebrum comp. Heel, 2x je 1 Ampulle in der Woche, weitere 6–8 Wochen lang.

Therapie III:
Diese Therapie ist sehr gut geeignet, wenn die Störung im Darm zu suchen ist, vor allem wenn ein Candidabefall vorliegt:
Fortakehl D5, morgens 1 Tablette lutschen, und Pefrakehl D6, 1x 10 Tropfen pro Tag, beides über 10 Tage.

Anschließend:
Montag bis Freitag:
Mucokehl D4, morgens 1 Kapsel einnehmen
Nigersan D5, mittags und abends je 1 Tablette lutschen
Samstag + Sonntag:
Exmykehl D3 Suppositorien, 1 Zäpfchen pro Tag rektal einführen.
Alles über 2 Monate.

Utilin-S D6 (Holomed) und Latensin D6 (Holomed), im **wöchentlichen Wechsel**, 1 Kapsel pro Woche, 3 Monate lang.

Die Einnahme der sanum-Bakterienpräparate siehe S. 237.

Therapie IV:
Die Firma Vit-Organ bietet ein Präparat an, welches in meiner Praxis immer wieder mit bestem Erfolg zum Einsatz kam. Es handelt sich um **Neygero D7 Nr. 64 Ampullen**. Diese werden 3x pro Woche subcutan in die Bauchfalte gespritzt, etwa 6 Wochen lang, anschließend nur 1x pro Woche, etwa 2 Monate lang. Dann kann man mit den Kapseln **Ney Geront plus** weiter verfahren.

Ödeme, cardial – bei Herzinsuffizienz und Diabetes mellitus Typ II

„Ich bin Diabetikerin, leide an Herzinsuffizienz und die Ödeme sind massiv. Wassertabletten tun mir nicht gut. Haben Sie eine naturheilkundliche Hilfe für mich? Danke!"

Orale Medikation:
Natrium muriaticum D200, 1x pro Monat je 2 Globuli, 3–4 Monate insgesamt.
Zusätzlich Phosphorus D6, 3x je 5 Globuli pro Tag, 6 Wochen lang. In schweren Fällen 4x je 5 Globuli pro Tag, kurzzeitig.

Danach:
Cralonin Tropfen, 4x je 20 Tropfen pro Tag, über 2 Monate.

Falls nötig, zusätzlich:
Digitalis Injeel, 3x pro Woche je 1 Ampulle trinken, 2–3 Wochen lang.

(Verzögerte) Rekonvaleszenz nach Grippe bei Diabetes mellitus Typ II

„Unsere Oma, 71 Jahre, seit 20 Jahren Diabetikerin, hat ca. 1x im Jahr eine Grippe und erholt sich danach nur ganz schleppend. Der Hausarzt sagte, es hinge mit dem Diabetes zusammen. Können Sie für einen nahenden Winter Tipps geben, wie die Oma schneller wieder auf die Beine kommt?"

Nach Abklingen der akuten Symptome:
Influenzinum D200, 2 Globuli einmalig
nach 2 Wochen:
Natrium muriaticum D200, 2 Globuli einmalig
Von Anfang an:
Phosphorus D12, 2x je 1 Tablette pro Tag, 4 Wochen lang, 1x 1 Tablette am Tag, weitere 2 Wochen.

Zusätzlich:
Gelee Royale pur, 2x am Tag die Menge einer Messerspitze mit einem **Plastiklöffel** voll unter der Zunge zergehen lassen.
Oder:
Influenzinum D200, 2 Globuli einmalig
und über mehrere Wochen:
Utilin D6 .... 1 Kapsel pro Woche (Wochenanfang)
Recarcin D6 .... 1 Kapsel pro Woche (Wochenende)
Die Einnahme der sanum-Bakterienpräparate siehe S. 237.

Zusätzlich:
Gelee Royale pur, 2x am Tag die Menge einer Messerspitze mit einem **Plastiklöffel** voll unter der Zunge zergehen lassen.
Oder:
Influenzinum D200, 2 Globuli einmalig
Zusätzlich 3x pro Woche je 1 Ampulle Neygero D7 subcutan in die Bauchfalte spritzen, ca. 6 Wochen lang, dann nur noch 1x in der Woche, 2 Monate lang.
Anschließend kann man mit den Kapseln Ney Geront plus weiter machen.

Zusätzlich:
Gelee Royale pur, 2x am Tag die Menge einer Messerspitze mit einem **Plastiklöffel** voll unter der Zunge zergehen lassen.

Craurosis vulvae bei Diabetes mellitus Typ II

„Dieser Juckreiz ist eine Diabetesfolge sagt mein Hausarzt. Es ist entsetzlich, so was auszuhalten. Ich bitte um Hilfe!"

Orale Therapie:
Mercurius Heel S Tabletten und Mezereum Hom. Tropfen, im **täglichen Wechsel**, nach Anweisung.

Bei starkem Juckreiz:
Sulphur D6, 1. + 2. Tag: 4x je 1 Tablette pro Tag, dann 3x je 1 Tablette pro Tag, ca. 4–6 Wochen lang.

Lokale Therapie:
Horvizym-Salbe, 3x am Tag die Schleimhäute im Genitalbereich einstreichen.

Zusätzlich eine Ölmischung:
Rp.
50 ml Trägeröl (z. B. Jojobaöl oder Sonnenblumenöl)
10 Tropfen Lavendelöl
10 Tropfen Cedernöl
10 Tropfen Rosmarinöl
2x pro Tag einige Tropfen einreiben

Außerdem:
frischen Eigenurin, 2x am Tag einmassieren, solange bis die Schleimhaut trocken ist.

Horvi-Enzym-Therapie nach dem Horvi-Enzymed-Rezeptierbuch:
Diese Therapie hat ebenfalls sehr gute Erfolge.

Injektionen:
Horvi-Enzym-Horvitrigon forte und Horvi-Enzym-C 33 – Montags, mittwochs, freitags je 2 ml gleichzeitig, **getrennt**, i.m. oder tief s.c. injizieren.

Orale Medikationen:
Horvi-Nukleozym comp. 19 und Horvi-Enzym-X 44 – 3x pro Tag je 8 Tropfen, im Abstand von 5–10 Minuten auf der Zunge zergehen lassen, **vor dem Essen**.

Horvi-Enzym-Horvitrigon forte liq. und Horvi-Enzym-C 33 liq. – an injektionsfreien Tagen, 3x pro Tag je 8 Tropfen, im Abstand von 5 – 10 Minuten auf der Zunge zergehen lassen, **nach dem Essen**.

Diabetische Gangrän

„Unser Opa, seit 30 Jahren Diabetiker, 81 Jahre alt, leidet an einer therapieresistenten Gangrän am rechten Vorderfuß. Können Sie helfen? Danke!"

Geben Sie zunächst zum Säubern **Honig** und **Ozonsalbe** auf die Wunde. Die Ozonsalbe bekommen Sie von der Firma Kastner in Rastatt (siehe S. 239).

Außerdem ist eine **Ozon-Therapie** angesagt und zwar 12 Sitzungen zu 2x pro Woche.

Cave: Während der 12 Ozon-Sitzungen **keine Mucokehl Anwendungen**!

Wenn die Wunde auf diese Weise nicht sauber wird, dann bringen Sie **Notakehl D3 Suppositorien** zum Schmelzen, indem Sie diese auf die warme Innenfläche der Hand legen oder auf einen warmen Löffel. Dieses geschmolzene Suppositorien auf die Wunde geben und umwickeln, im **täglichen Wechsel** mit Ozonsalbe.

Wenn die Wunde dann endgültig sauber ist, was oft sehr lange dauern kann, und manchmal auch die Anwendung von Honig, Ozonsalbe und Notakehl D3 Suppositorien zusammen erfordert, dann legen Sie Salbenverbände an mit **Mucokehl D3 Salbe**.

Sollten in der Wunde jedoch noch Rückstände vorhanden sein, legen Sie Salbenverbände an mit **Mucokehl D3 Salbe und Notakehl D3 Salbe**, im **täglichen Wechsel**, solange bis die Wunde sauber ist, dann nur noch Mucokehl D3 Salbe.

Außerdem:
1 Tannolact-Bad täglich anwenden, wenn die Wunde sauber ist.

Oral:
Mucokehl D4, morgens und mittags je 1 Kapsel einnehmen und
Nigersan D5, abends 1 Tablette lutschen, sowie
Aesculus comp. Heel, täglich nach Anweisung.

Propionibacterium avidum D5, 2x pro Woche je 1 Kapsel, über 2–3 Monate.

Die Einnahme der sanum-Bakterienpräparate siehe S. 237.

Injektionstherapie:
1 Amp. Circulo Injeel
1 Amp. Mucokehl D5
1 Amp. Sanuvis
2 Amp. Ginkgobakehl D4
alle zusammen aufziehen, 2x pro Woche i.m. spritzen, über 3 Monate.

Hinweis: An den Tagen, an denen Notakehl angewandt wird, kein Mucokehl einsetzen. Notakehl und Mucokehl heben sich gegenseitig in der Wirkung auf.

Aderlass oder Blutegel?

„Ich bin Diabetikerin und meine Tante hat genauso wie ich „dickes Blut". Sie bekommt von Zeit zu Zeit Aderlässe bzw. Blutegel angesetzt, meist im Kreuzbein. Mein Hausarzt meinte, so eine Behandlung sei für mich auch gut. Er würde diese Anwendungen selbst vornehmen. Können Sie mir die Unterschiede der beiden Therapien erklären? Danke!"

Der Aderlass

Der Aderlass gehört zu den ältesten Naturheilmethoden überhaupt. Er wird eingesetzt, um das Blut wieder flüssiger zu machen, um den Hämatokrit-Wert zu senken. Die Sauerstoffutilisation wird verbessert. Der Aderlass wird an vielen Körperstellen angewandt, z. B. an den Beinvenen, in der Kniekehle und hauptsächlich an den Armvenen. Eiweißüberschüsse werden abgebaut; der Aderlass wirkt entschlackend und heilend.

Er wird eingesetzt bei dickem Blut, Hypertonie, Angina pectoris, Bluteindickung, Fettstoffwechselstörungen, Rheuma, Gicht; er wirkt krampflösend und fiebersenkend, außerdem schmerzlindernd.

Ich habe den Aderlass oft vorbeugend gegen Herzinfarkt, Apoplexie, Thrombosen und Arteriosklerose eingesetzt. Die Häufigkeit der Blutentziehung und die Blutmenge hängen von der Konstitution des Patienten ab und auch von der Art der Erkrankung.

Blutegeltherapie

Die Wirkung der Blutegeltherapie beruht einerseits auf der Blutenziehung, die dem Aderlass gleicht, aber gleichzeitig sondert das Tier ein Sekret ab, welches geschätzt 2000 Bestandteile enthält, die allerdings längst nicht alle identifiziert sind.

Der bekannteste Bestandteil ist das Hirudin, ein Protein, das gerinnungshemmend wirkt, außerdem Eglin, Hyaluonidase, Apyrase, Kollagenase, um einige zu nennen. Die Blutegeltherapie wirkt also gerinnungshemmend, lymphstrombeschleunigend, antithrombotisch, immunisierend, krampflösend, schmerzlindernd.

Die Blutegeltherapie wird eingesetzt bei Herz-Kreislaufbeschwerden, dickem Blut, Arthrosen, rheumatischen Erkrankungen, Hämatomen, Prellungen, Tinnitus, Hörsturz, Ischialgie usw.

Die Haut des Patienten wird mit Wasser gereinigt, ohne Seife oder Duftstoffe. Die Tiere werden in ruhiger Atmosphäre in abgedunkelter Umgebung angesetzt, fallen dann nach ½–1½ Stunden von alleine ab, dann bluten die Bissstellen noch viele Stunden nach. Die Blutung soll nicht gestoppt werden, Saugkompressen nehmen die Blutung auf. An der Bissstelle kann eine Rötung auftreten, die mit Notakehl Salbe, Rescue Salbe, Traumeel Salbe, Fenistil Salbe oder Eigenurin wieder verschwindet.

Therapieresistenter Fußpilz bei Diabetes mellitus Typ II

„Seit 8 Monaten gehe ich von Arzt zu Arzt, aber mein Fußpilz kommt nicht zur Ruhe. Ich bitte nun um eine erprobte naturheilkundliche Therapie. Sie haben mir schon mal mit Homöopathie geholfen. Danke!"

Therapievorschlag:
Ozon Salbe (Firma Kastner, siehe S. 239) und Albicansan D5 Tropfen, beides 2x am Tag auf die betroffenen Stellen einreiben.

Vorschlag von Dr. Konrad Werthmann:
Baden Sie die Füße in einem Fußbad mit 1 EL Natron ¼ Stunde–20 Minuten, 1x am Tag. Die Füße mit einem frischen Handtuch (besser noch Einmalhandtücher) gut trocknen!

Die Socken und Schuhe innen mit einigen Tropfen pefrakehl D6 benetzen und einreiben. Außerdem die Füße mit frisch gelassenen Eigenurin einreiben und die Schuhe nachher ins Freie stellen.

Die Diät nach Dr. Wertmann soll unbedingt eingehalten werden (natürlich mit Ihrer Blutzuckerdiät kombiniert, siehe S. 233).

Wenn der Fußpilz abgeheilt ist, zur Nachbehandlung bzw. im Intervall, morgens 5–10 Tropfen sankombi einreiben und abends **im Wechsel** 2–5 Tropfen Recarcin-N bzw. Utilin-N.

Diabetes erhöht das Risiko für die Alzheimer Erkrankung

„Mein Vater ist an Morbus Alzheimer erkrankt, seit 20 Jahren besteht bei ihm ein Diabetes mellitus Typ II. Die Demenz schreitet fort. Gibt es Hilfe aus der Naurheilkunde? Danke!"

Alzheimer Erkrankung

1 Ampulle Cerebrum comp., 3x pro Woche, s.c. spritzen.

Zusätzlich Mix aus:
1 Amp. Circulo Injeel
1 Amp. Mucokehl D6
1 Amp. Nigersan D6
1 Amp. Ginkgobakehl D4
alle zusammen aufziehen, 2x pro Woche, i.v. spritzen.

Oral:
Selenium D6, 3x je 1 Tablette pro Tag, etwa 6 Wochen lang.

Außerdem:
Ginseng Wurzel 1½ cm/Tag kauen, ersatzweise Ginseng Trinkampullen zum Einsatz bringen.

Oral:
Kalium bromatum D6, 3x je 1 Tablette pro Tag, über einige Wochen, je nach Verlauf.

Ein weiterer Therapievorschlag aus dem **Horvi-Enzymed-Rezeptierbuch** (mehrfach in meiner Praxis erprobt):

Injektionen:
Horvi-Enzym-Bitis forte und Horvi-Enzym-Crotalus forte – je 2 ml gleichzeitig, **getrennt**, i.m. oder tief s.c. injizieren. Diese Präparate im fortlaufenden Wechsel mit folgenden Präparaten MO, MI, FR, MO usw. injizieren:
Horvi-Enzym-Triturus und Horvi-Enzym-Crotalus forte – je 2 ml gleichzeitig, **getrennt**; i.m. oder tief s.c. injizieren.

Orale Medikationen:
Horvi-Enzym-Psy 4 und Horvi-Psy 4 comp. 5 – 3x pro Tag je 8 Tropfen, im Abstand von 5–10 Minuten auf der Zunge zergehen lassen, **vor dem Essen**.
Horvi-Enzym-Bitis forte liq. und Horvi-Enzym-Crotalus forte liq. – an injektionsfreien Tagen, DI + SA, 3x pro Tag je 8 Tropfen, im Abstand von 5–10 Minuten auf der Zunge zergehen lassen, **nach dem Essen**.
Horvi-Enzym-Triturus liq. und Horvi-Enzym-Crotalus forte liq. – an injektionsfreien Tagen, DO + SO, 3x pro Tag je 8 Tropfen, im Abstand von 5–10 Minuten auf der Zunge zergehen lassen, **nach dem Essen**.
Horviton, 3x pro Tag je 2 Kapseln einnehmen.

Wichtige Zusatzmedikationen:
Zink – Vitamin C + Vitamin E hochdosiert.

Von der Firma **Vit-Organ** kann ich 3 Präparate empfehlen, welche gemischt werden:
Ney troph, Ney rapid und Neygero, jeweils 1 Ampulle zusammen aufziehen und 2x pro Woche s.c. oder i.m. spritzen, über 10 Wochen, 2x im Jahr.

Die Reizblase

„Die Reizblase ist mein größtes Problem. Seit der ersten Cystitis hat sich eine Reizblase entwickelt. Aufregung, Kälte, saure und scharfe Lebensmittel vertrage ich nicht mehr. Können Sie mir helfen? Danke!"

Die Reizblase ist eine Sonderform der Blasenentzündung. Diese muss von der bakteriell verursachten Zystitis abgegrenzt werden. Meist sind Frauen betroffen, es handelt sich hierbei um einen chronischen Reizzustand des Harntraktes. Erreger können hierbei nicht nachgewiesen werden. Man spricht auch von einer überaktiven oder neurogenen Blase.

Die Beschwerden, wie bei einer bakteriellen Entzündung, beruhen auf psychovegetativen Störungen. Verursacher der Reizblase sind ferner auch häufige Blasenentzündungen oder Nierenbeckenentzündungen. Angst und Stress führen häufig auch zu einer Reizblase. Kälte, Nässe oder Aufregung können die Symptome, Pollakisurie, Dysurie usw. auslösen. Scharfe Gewürze wie Senf, Knoblauch, Paprika, Kaffee, Tee und kohlensäurehaltige Getränke sollten gemieden werden. Sie sollten weiterhin dringend auf Kuhmilchprodukte jeder Art sowie Spargel, Spinat und Erdbeeren verzichten. Genussmittel wie z. B. weißer Zucker in jeder Form sollten gemieden werden.

Die Behandlung der Reizblase kann phytotherapeutisch erfolgen. Ich denke an Baldrian. Die Baldrianwurzel wird in den Apotheken als Tropfen, Tee, Tinktur, Kapseln, Dragees oder Presssaft angeboten. Baldriantee wird meist als Teemischung verkauft. Der häufige Harndrang lässt stark nach, auch die Nykturie verschwindet oft ganz.

Sehr guten Erfolg habe ich bei den Patienten mit Hopfen gemacht. Auch Hopfen beruhigt die überaktive Blase. Hopfenzapfen, weibliche Blütenstände des Hopfens, werden in den Apotheken angeboten. Aufguss und Abkochungen werden damit zubereitet. Der Geschmack ist nicht besonders gut, man kann andere Teesorten dazu mischen.

Eine weitere Möglichkeit ist der Kürbissamen, vor allem ist er zur Langzeiteinnahme geeignet. Er kräftigt die Blasenmuskulatur. Der Einsatz von Kürbissamen eignet sich besonders gut bei Prostatavergrößerung.

Das bekannte Goldrutenkraut hilft nicht nur bei Harnwegsinfekten, sondern auch bei der Reizblase, Studien belegen dies.

Blasentee nach Professor Müller sollte auf jeden Fall Einsatz finden (Rezept siehe S. 229).

Bei der Nykturie, dem nächtlichem Harndrang, hilft Baldrian in Form von Baldriparan stark, besonders gut. Zusätzlich ist es empfehlenswert, Lupulus D6 vor dem Schlafengehen zu lutschen, oder Hopfenzapfentee zu trinken. Phytotherapeutisch kann auch Granufink femina eingesetzt werden.

In der **Homöopathie** stehen einige Arzneien zur Verfügung, welche nach dem Arzneimittelbild eingesetzt werden.

Argentum nitricum: schmerzhaftes Urinieren, Angst und Aufregung sind ursächlich schuld am Harndrang.

Ein weiteres Mittel bei Angst und Aufregung ist **Causticum**.

Wenn die Symptome der Reizblase durch Unterkühlung auftreten, dann kommen **Aconitum napellus, Dulcamara, Belladonna bzw. Rhus toxicodendron** in Frage. Ein weiter sehr gutes Mittel ist **Eupatorium purpureum**. Es hilft gut in D1 und D2. Ein guter Homöopath findet das richtige Mittel ohne Probleme.

Cantharis kommt in Frage, wenn der Brennschmerz im Vordergrund steht, **Arsenicum album** bei begleitender Nephritis und **Hepar sulfuris**, wenn es sich um eitrige Prozesse handelt. **Lupulus D6** ist ganz wichtig, es wirkt beruhigend.

An Nosode kommt meist **Tuberculinum** in Frage, je nach Konstitution in **D200** oder **D1000**, alle 2–3 Monate. Ein guter Homöopath muss dies entscheiden.

Organpräparate wie Vesica urinaria suis Injeel, Urethra suis Injeel, Ureter suis Injeel und Pyelon suis Injeel müssen oftmals zusätzlich zum Einsatz kommen, ebenso die Pyelonephritis Nosode.

Die **Firma Horvi** rät:
Horvi-Enzym-Psy 4 comp 1 und Horvi Enzym x44 – jeweils 3x je 8 Tropfen täglich, im Abstand von 5–10 Minuten, auf der Zunge zergehen lassen, **vor dem Essen**. Zusätzlich.

Horvi-Enzym-Horvitrigon forte – 3 x je 8 Tropfen pro Tag, auf der Zunge zergehen lassen, **nach dem Essen**.

Dieser Tipp hat sich gut bewährt, ich habe auch diese Arznei häufig eingesetzt. Infos über die Horvi-Enzym-Therapie siehe S. 236.

Ich rate Ihnen außerdem auf jeden Fall zur homöopathischen Therapie, sie ist die sicherste und spezifischste aller Reiztherapien. Der Gang zum Homöopathen lohnt sich, Ihre Reizblase wird Sie bald nicht mehr ärgern!

Gefäßablagerungen in der Halsschlagader bei Diabetes mellitus Typ II

„Ich bin erst 50 Jahre alt, mein Internist untersuchte meine Halsschlagader und stellte geringe Ablagerungen fest. Das hat ihm nicht gefallen, ich sei noch sehr jung. Er hat mir keine Arznei gegeben. Ich habe das meiner Freundin erzählt, sie ist Apothekerin und meinte, die Aminosäure L-Arginin solle ich kurweise einnehmen. Ist das o.k.? Raten Sie mir dazu?"

Das können Sie ruhig tun. Reiben Sie auch die Salbe Mucokehl D3 von der Firma sanum über der rechten und linken Halsschlagader ein, 1x pro Tag. Sie können der Salbe Mucokehl D3 noch Mucokehl D5 Tropfen hinzugeben, dies dient der Verstärkung. Zusätzlich empfehle ich Ihnen sankombi D5 Tropfen von der Firma sanum einzunehmen, 2x je 5 Tropfen pro Tag als Langzeittherapie.

Thrombophlebitis bei Diabetes mellitus Typ II

„Es handelt sich bei meiner Krankheit um eine Thrombophlebitis. Haben Sie eine Arznei für den akuten Zustand, aber auch zur Rezidivvermeidung? Ich bin 49 Jahre alt und habe schon seit Jahren mit den Venen zu tun."

Akuter Zustand:
1 Ampulle Mucokehl D5 und 1 Ampulle sanuvis, beide zusammen aufziehen, i.m. spritzen, täglich 4–6 Tage lang.

Zusätzlich:
1 Ampulle Mucokehl D5 und 1,0 ml Procain 1 %, beides zusammen aufziehen und entlang der entzündeten Vene spritzen.

Lokal:
Zusätzlich einen Quarkwickel über der entzündeten Stelle anlegen. Nach 2 Stunden entfernen und Mucokehl D3 Salbe auftragen, 2x pro Tag.

Orale Medikation:
Lachesis D30 täglich 2 Globuli lutschen, 1 Woche lang, dann 2x pro Woche je 2 Globuli, 4–5 Wochen. Und Hamamelis Homaccord Tropfen nach Anweisung und je nach Verlauf.

Langzeittherapie:
Aesculus Heel Tropfen, nach Anweisung über Monate.

Zusätzlich über Monate:
Mucokehl D4, 1 Kapsel morgens
nigersan D4, 1 Kapsel abends

Ableitungstherapie:
4 Blutegel neben (nicht auf!) die Vene setzen (siehe S. 145).

Und das Wichtigste:
Streng vegetarische Ernährung!

Viel Bewegung, Wandern, Laufen, Schwimmen in offenen Gewässern, barfuß gehen und Treppen steigen.

Eine weitere vorbeugende Maßnahme ist eine Ozontherapie 2x im Jahr, im Frühjahr und Herbst, wenn der Stoffwechsel sich umstellt oder **im Wechsel** dazu eine HOT (hämatogene Oxidationstherapie), jeweils 10 Anwendungen, 2x pro Woche.

Ulcus cruris bei Diabetes mellitus Typ II

„Ich bin 68 Jahre alt und habe ein Ulcus cruris am linken Unterschenkel. Der Entzündungsherd ist dunkelrot, fast blaurot. Haben Sie für mich einen Rat aus der Naturheilkunde? Vor 5 Jahren hatte ich fast an derselben Stelle einen Ulcus. Das hat ganz lange gedauert, bis mein Bein wieder heil war."

Ihr Arzt soll das Ulcus mit Mucokehl D5 und sanuvis umspritzen. 1 Ampulle sanuvis und 1 Ampulle Mucokehl D5 zusammen aufziehen und täglich 1x umspritzen, 3 Tage lang, dann 2x pro Woche, anschließend 1x pro Woche.

Was auch sehr hilfreich ist, wenn Sie sterile Kochsalzlösung in einer 10 ml Spritze aufziehen und 2 Ampullen Mucokehl D5 dazu geben. 2x pro Woche sollte Ihnen Ihr Hausarzt oder Heilpraktiker eine Mischspritze mit folgenden Ampullen intravenös spritzen:

1 Ampulle circulo-Injeel
1 Ampulle Lachesis Injeel
1 Ampulle Aesculus Injeel
1 Ampulle Arteria suis Injeel

Sollten Sie keine Möglichkeit haben die Spritzen zu bekommen, dann nehmen Sie bitte die Blutgefäßtropfen CM und vor allem von der Arznei Lachesis D30 täglich 2 Globuli, 2 Wochen lang, dann von Lachesis D6 2x pro Tag je 1 Tablette, weitere 6 Wochen.

Ganz wichtig ist, dass Sie sich viel bewegen, am besten hilft Ihnen das Laufen bzw. Wandern. Fangen Sie gleich damit an! Viel Erfolg!

Ulcus cruris mit Varikosis bei Diabetes mellitus Typ II

„Ich bin Diabetikerin, 67 Jahre alt, eine Varikosis am rechten Bein habe ich schon viele Jahre, bestimmt 2 Jahrzehnte. Seit 6 Wochen plagt mich jetzt ein Ulcus cruris. Es heilt nicht ab. Danke für Ihre Hilfe!"

Nehmen Sie täglich morgens 1 Tablette Mucokehl D5 und abends 1 Tablette nigersan D6, zusätzlich morgens und abends je 5 Tropfen sanuvis D2.

Außerdem sollten Blutgefäßtropfen von der Firma Cosmochema zum Einsatz kommen. Sämtliche Arzneien werden über Monate eingenommen.

An Anwendungen rate ich zu einer HOT (hämatogenen Oxidationstherapie). 8x insgesamt wird diese Sauerstofftherapie verabreicht, meist 2x pro Woche (siehe S. 222). Die Durchblutung in Ihrem Bein wird dadurch massiv verbessert.

Es hat sich als äußerst hilfreich erwiesen, wenn man diesen Infusionen jeweils 1 Ampulle circulo-Injeel und 1 Ampulle Arteria suis Injeel beimischt. Es ist ratsam diese Anwendung (HOT) im Frühjahr zu planen, wenn der Stoffwechsel sich umstellt.

Und, was sehr wichtig ist: viel bewegen, laufen, wandern, wenn das irgendwie möglich ist.

Koronarsklerose bei Diabetes mellitus Typ II

„Koronarsklerose ist die Diagnose, welche mir immer wieder Herzanfälle mit Atemnot, Schmerzen und Herzangst beschert. Haben Sie eine Arznei, wenn sich die Situation akut zuspitzt und vielleicht auch zur Langzeittherapie?“

In der akuten Situation sollte Ihnen ein Arzt oder Heilpraktiker 1 Ampulle neuro Injeel und 1 Ampulle Cralonin spritzen. Die Ampullen werden zusammen aufgezogen und intravenös gespritzt.

Außerdem empfehle ich Ihnen im Akutzustand 2x je 4 Tropfen **Rescue Remedy** (Notfallmittel von Dr. Bach) im Abstand von 10–15 Minuten auf die Innenseite der Unterlippe zu geben. Das können Sie täglich noch 3x wiederholen. Zusätzlich, falls nötig, können Sie ein Suppositorium Mucokehl D3 rektal einführen, diesen Vorgang können Sie 2–3x wiederholen im Abstand von 20–30 Minuten.

In seltenen Fällen muss noch Herzkraft Dr. Sieghart Einsatz finden, aber meistens ist dies nicht mehr von Nöten.

Als Langzeittherapie empfehle ich sankombi D5 Tropfen, 2x pro Tag je 5 Tropfen einzunehmen, außerdem 2x pro Tag sanuvis D2 je 5 Tropfen. Folgende **Tropfmischung** sollte auch eingesetzt werden:
Strophantus Ø und Ammi visnaga Ø āā ad 50,0
3x pro Tag je 10 Tropfen über 6 Wochen.

Anschließend kommen 3x pro Tag je 1 Tablette Cactus Pentarkan in Frage, auch über 6 Wochen, danach Cralonin Tropfen über Monate, 3x pro Tag je 20 Tropfen.

Vitamin B in Spritzenform ist sehr hilfreich und sollte dringend angewendet werden.

Über der Herzgegend reiben Sie bitte 2x pro Tag je 5 Tropfen sanukehl acne D6 ein.

Anwendungen:
Ozon Therapie und **HOT** (hämatogene Oxidationstherapie) sollten zum Einsatz kommen, jeweils 1x im Jahr, im Frühjahr und Herbst **abwechselnd**. Es handelt sich um Sauerstofftherapien à je 10 Sitzungen, je 2x pro Woche.

Dickes Blut, eine Begleiterscheinung bei Diabetes mellitus Typ II

„Ich habe dickes Blut, Hämatokrit-Erhöhung, Thrombozythämie und erhöhte Homocysteinwerte. Ich bin Diabetiker, was kann ich tun, damit ich nicht bald einen Schlaganfall erleiden muss? Ich bin 58 Jahre alt, männlich."

- Regulierung des Säure-Base-Haushalts
- Aderlässe in regelmäßigen Abständen
- Blutegeltherapie

Dies sind die 3 Pfeiler, welche ohne besonderen Aufwand in Angriff genommen werden können.

Regulation des Säure-Base-Haushalts

Das Säure-Basen-Gleichgewicht steht im Vordergrund. Blut und Urin haben den gleichen pH-Wert, das Gewebe reagiert gegensätzlich. Wenn das Blut mit seinem pH-Wert leicht im alkalischen Bereich liegt, handelt es sich beim Gewebe bereits um eine massive Übersäuerung. Akute, wie auch chronische Erkrankungen werden stets von einer mesenchymalen Azidose begleitet. Der Blut-pH-Wert ist im alkalischen Bereich erhöht. Daraus entwickelt sich eine niedrigere Abwehr. Auf dem Boden eines entgleisten Stoffwechsels bilden sich akute sowie chronische Erkrankungen. Wenn man die Ernährung umstellt, wie auf S. 27 beschrieben, erreicht man einen ausgeglichenen Säure-Basen-Haushalt.

Es gibt allerdings auch gute Präparate z. B. der Firma sanum, welche unterstützend wirken und nur anfangs ihren Einsatz finden sollten. Es handelt sich um die Basenmischung alkala-"N", welche im Magen-Darm-Trakt Sodbrennen und Blähungen beseitigt, weiterhin Citrokehl, welches der Alkalisierung des Blutes entgegengewirkt. Bei Citrokehl handelt es sich um Acidum citricum (Zitronensäure) in der Potenz D10, D30, D200.

Und ein sehr wirksames Präparat ist weiterhin sanuvis mit L-(+) Milchsäure als Bestandteil. Diese Arznei reguliert den pH-Wert des Blutes und des Gewebes. Acidum L(+)-lacticum liegt in jeder Tablette bzw. in den Tropfen in D4, D6, D12, D30, D200 vor, sanuvis ist in Tropfen, Tabletten und Ampullen erhältlich, in Salbe als sanuvis D1.

Alkala-N wird schluckweise – 1 Messlöffel Pulver in ½ Tasse Wasser gelöst – über den Tag verteilt getrunken; oder man macht ein Fußbad von 20–30 Minuten und gibt ½ Esslöffel Pulver ins heiße Wasser. Die Wassertemperatur sollte ca. 37 °C haben.

Bei sanuvis werden 3 x 60 Tropfen eingenommen, bzw. 1–3x pro Tag 1 Tablette mit ausreichend Flüssigkeit geschluckt. Man kann auch 1–3x pro Woche 1 Ampulle intramuskulär spritzen.

Citrokehl liegt in Tablettenform, Tropfen und als Injektionslösung vor. Die Dosierung erfolgt nach Anweisung.

Zur Milieusanierung gehört auch die Herdsanierung, Zahnherde und auch andere Herde müssen ausgeschaltet werden, d. h. sowohl wurzelbehandelte als auch tote Zähne müssen entfernt werden. Es findet sich dort die Leptrotrichia buccalis, ein Bacterium, welches auch beim Krebsgeschehen an tumorbefallenen Organen zu finden ist.

Andere Störfaktoren sind: chronische Tonsillitis, chronische Sinusitis, chronische Appendicitis sowie chronische Cholecystitis.

Aderlässe und Blutegeltherapie

Die Anzahl der Aderlässe, die Abstände dazwischen und die Menge des zu entziehenden Blutes muss ein erfahrener Arzt bestimmen. Dies richtet sich nach Ihrer Konstitution.

Die Aderlässe (siehe S. 144) sowie die Blutegeltherapie (siehe S. 145) können **im Wechsel** vorgenommen werden. Die Anzahl der Tierchen und die Häufigkeit der Anwendungen bestimmt ebenfalls ein erfahrener Heilpraktiker oder Arzt.

Hautpflege – Druckstellen natürlich behandeln bei Diabetes mellitus Typ II

„Beim Wandern hole ich mir immer mal wieder Druckstellen, obwohl ich mir schon neue Schuhe gekauft habe. Ich bin Diabetikerin und möchte die Druckstellen sorgfältig behandeln, damit keinerlei Wunden entstehen."

Rosenöl, Teebaumöl, Buenoson Salbe (Fußbalsam Creme), Melkfett spezial sowie Traumeel Salbe sind für die erste Hilfe bei Druckstellen geeignet.

Tierisches Eiweiß – pflanzliches Eiweiß

„Kann ich mit pflanzlichem Eiweiß auch eine Eiweißspeichererkrankung bekommen? Ich bin Diabetikerin."

Nein, von pflanzlichem Eiweiß kann man nicht krank werden, d. h. keine Eiweißspeicherkrankheiten bekommen.

Ich kann mich an einen einzigen Fall in meiner Praxis erinnern, wo eine massive Überdosierung von Sojaprodukten (Pudding, Sojamilch, Sojaschnitzel, Tofu) erfolgte. (Soja begünstigt die Schilddrüsenüberfunktion.) Ein Patient meinte, der Verzicht des tierischen Eiweißes, was ich angeordnet hatte, sei schädlich. Beim Patient heilte der Hautausschlag nicht zügig ab, wie ich es gewohnt war. Ich verbot dann auch Sojaprodukte und der Erfolg ließ nicht lange auf sich warten.

Parodontose bei Diabetes mellitus Typ II

„Ich rauche nicht, ich ernähre mich vitalstoffreich, aber meine Krankheit ist Diabetes mellitus Typ II. Mein Hausarzt sagt, die Parodontose sei eine Begleiterscheinung des Diabetes. Der Zahnarzt hat mir schon vier Zähne gezogen, die wackelten wie ein Kuhschwanz. Gibt es von Ihnen Hilfe? Herzlichen Dank!"

Lokal:
Mulgatol Paste, 1x am Tag aufs Zahnfleisch einreiben, 10 Minuten wirken lassen, dann die Paste schlucken.

Außerdem:
Mucokehl D5
+ Pefrakehl D6
im täglichen Wechsel, 2x 10–15 Tropfen pro Tag auf einen Wattebausch geben und diesen auf die Zahnleiste (untere oder obere Kiefertasche)

legen, möglichst lange einwirken lassen, oder das Zahnfleisch einreiben, 6 Wochen lang.

Dann:
Mucokehl D5
+ Notakehl D5
im täglichen Wechsel, 2x 10–15 Tropfen pro Tag in gleicher Weise wie oben beschrieben.

Einen verblüffenden Erfolg können Sie mit **Harnspülungen** im Mund erzielen, wenn ein Teil des Morgenurins möglichst lang im Mund behalten wird. Außerdem soll das Zahnfleisch damit eingerieben werden, 10–20 Minuten einwirken lassen. Man kann den Morgenurin auch in Form von Harnschlürfen zur Anwendung bringen, der Vorgang ist wie beim Ölschlürfen, statt Öl Harn anwenden.

Orale Medikation:
Myrrha Similiplex nach Anweisung

Nosodentherapie, falls noch nötig:
1 Amp. Parodontose Nos. Injeel, 2x pro Woche trinken.

Ernährung: bitte Kuhmilch-frei, Hühnerei-frei und Verzicht auf Säugetierfleisch. Das ist bei Parodontose äußerst wichtig, außerdem **vitaminreiche** Vollwertkost, Verzicht auf Zucker, viel Rohkost!

Anwendungen:
Eigenblutbehandlung wie im Anhang beschrieben. Man kann dem Eigenblut diverse Ampullen wie Traumeel und Engystol beimischen, außerdem Lymphomyosot, Mercurius solubilis Injeel oder Silicea Injeel.

Amalgamfüllungen müssen entfernt werden!

Hypercholesterinämie, Hyperlipidämie

„Ich leide an Diabetes mellitus Typ II und als Begleiterkrankung an erhöhten Fettwerten. Ich wünsche mir aus der Naturheilkunde Hilfe. Danke!"

Lebertee (siehe S. 227) und **Nierentee** (siehe S. 227) im **täglichen Wechsel** trinken. Man kann diese Tees auch mischen.

Streng vegetarische Ernährung. Es empfiehlt sich, alle Salate mit Sesamöl zuzubereiten. Sesamöl wirkt speziell cholesterinsenkend. 4 Äpfel mit Schale sollen jeden Tag gegessen werden. Außerdem wirken cholesterinsenkend: Knoblauch, Bärlauch (Teuto-Bärlauch Granulat), Artischockentropfen, KANNE-Brotdrunk und Vitamin C, 1–3 g pro Tag oder auch Vitamin C Infusionen, Zinkorotrat und Folsäure (enthalten in Grüngemüse).

Orale Medikationen:
Chelidonium D6 und Lycopodium D6, im **täglichen Wechsel**, 3x je 1 Tablette pro Tag, 6 Wochen lang.

Anschließend:
Hepar SL forte über 2 Monate.

Anschließend:
Phönix Silybum spag., 4x je 20 Tropfen pro Tag, über 2 Monate.

Weitere Verfahren:
Zusätzlich in hartnäckigen Fällen eine **Ozon-Sauerstofftherapie** 1x im Jahr und eine **HOT** (Hämatogene Oxidationstherapie) 1x pro Jahr, jeweils 10 Sitzungen, 2x pro Woche.

Auch **Vitamin C 15 g Pascoe Infusionen können zum Einsatz kommen, diese haben sich als sehr gut erwiesen.** Insgesamt 12x über 30 Minuten laufen lassen. Den Einsatz können Sie dem Anhang entnehmen.

Außerdem dringend für **ausreichend Bewegung an der frischen Luft** sorgen, mindestens 3x/Woche aus sich **schwitzen**, besser täglich. Die beste Sportart ist in diesem Fall Bergwandern.

Ein weiterer **Therapievorschlag** aus der Naturheilkunde ist die **Horvi-Enzym-Therapie**. Diese Behandlung brachte gute Erfolge in meiner jahrzehntelangen Praxistätigkeit. Man kann die Behandlungsmöglichkeiten auch abwechselnd vornehmen.

Injektionen:
Horvi-Enzym-C 33 und Horvi-Enzym-Crotalus forte – Mo., Mi., Fr. je 2 ml gleichzeitig, **getrennt** i.m. oder tief s.c. injizieren.

Orale Medikationen:
Horvi-Nukleozym Comp. 5 und Horvi-Nukleozym Comp. 13 – 3x täglich je 8 Tropfen, im Abstand von ca. 5–10 Minuten perlingual, **vor dem Essen**. Alle Tropfen mindestens 1 Minute im Mund behalten!

Horvi-Enzym-C 33 liq. und Horvi-Enzym-Crotalus forte liq. – an injektionsfreien Tagen, 3x täglich je 8 Tropfen, im Abstand von ca. 5–10 Minuten perlingual, einige Zeit **nach dem Essen**.
Horvi-Orocid-Tabletten – morgens und abends je 2 Tabletten einnehmen.

Und die Eigenbluttherapie mit dem Hämaktivator-N nach Dr. Höveler muss dringend erwähnt werden. Steinbart gibt in seinem Buch „Die Grundlagen der extrakorporalen Hämotherapie" den Hinweis, dass UV-bestrahltes Blut eine Cholesterinveränderung bewirkt. Zunächst ist in der 1. und 2. Woche eine Erhöhung des Cholesterins zu beobachten und ab der 3. Woche kommt es zu einer deutlichen Senkung des Cholesterins.

Weiterhin schreibt Steinbart „Das durch direkte UV-Bestrahlung aktivierte Cholesterin hat eine leichte Reaktionsfähigkeit, kann also schneller abgebaut werden; wahrscheinlich wird dieser Abbau durch andere photochemisch durch das Ozon bzw. die UV-Strahlen erzeugte Veränderung gefördert."

Therapieplan Eigenblutbehandlung mit dem Hämaktivator-N nach Dr. med. Höveler:
1.–6. Woche: 2x wöchentlich 10 ml aktivierte Eigenblutlösung i.m.
ab 7. Woche: 1x wöchentlich 10 ml aktivierte Eigenblutlösung i.m.
Insgesamt etwa 15–20 Injektionen, eine monatliche Wiederholungsinjektion wird zunächst beibehalten.

Dem Eigenblut können selbstverständlich Einzelhomöopathika wie Taraxacum Injeel, Chelidonium Injeel bzw. Lycopodium Injeel je nach Arzneimittelbild zugesetzt werden.

Bluthochdruck und L-Arginin

„Ich bin Hypertoniker und Diabetiker, meine Werte sind einigermaßen stabil, aber zufrieden bin ich nicht. Meist messe ich 160/90 mmHg. Meine Tochter arbeitet in der Apotheke und empfiehlt mir die Aminosäure L-Arginin. Ist dieser Rat gut? Haben Sie sonstige Vorschläge, welche meinen Blutdruck positiv beeinflussen können? Ich bin erst 50 Jahre alt und möchte nicht gerne mehrere chemische Pillen nehmen."

L-Arginin können sie kurweise einsetzen. Es ist ein gutes Präparat für arterielle Gefäßprobleme.

Eine Eigenblutbehandlung empfehle ich Ihnen (siehe S. 234). Es handelt sich um eine Umstimmungstherapie, die Selbstheilungskräfte werden angestoßen.

Dem Eigenblut wird Melilotus Homaccord beigemischt, in schweren Fällen, was scheinbar bei Ihnen nicht der Fall ist, Rauwolfia compositum.

Als orale Gabe, falls das Eigenblut bei Ihnen nicht in Frage kommt, empfehle ich ebenso Melilotus Homaccord 2–3 Monate einzunehmen, anschließend für längere Zeit Homviotensin.

Was bei Ihnen an Behandlung noch in Frage kommt, ist eine Bachblütentherapie, da Ihre Blutdruckwerte nicht extrem erhöht sind. Ein Bachblütentherapeut stellt Ihnen Ihre persönlichen Bachblüten zusammen. Dies ist eine nebenwirkungsfreie Therapie, welche auch wieder die Selbstheilungskräfte anstößt.

Außerdem gibt es von der Firma sanum eine Arznei, mit der ich viel Erfolg hatte. Es handelt sich um ein Pilzpräparat mit dem Namen Aspergillus oryzae in der Verdünnung D6. Es werden 1x pro Tag je 5–10 Tropfen eingenommen bzw. in die Ellenbeuge eingerieben. Versuchen Sie es einmal! Dies ist auch eine nebenwirkungsfreie Therapie.

Sehr gut ist, wenn Sie einen Hausarzt haben oder finden, der Ihnen einen Aderlass macht. Sie sollen nicht Blut spenden, sondern es soll nur eine kleine Menge Blut entnommen werden, und das 1x im Monat. Unter einer kleinen Menge Blut verstehe ich 100–150 ml, je nach Konstitution. Wenn eine größere Menge entnommen wird, dann ist dies ein Reiz, dass es schnell wieder nachgebildet wird. Dies ist nicht der Zweck von Aderlass.

Ausreichend Bewegung an der frischen Luft, Bergwandern ist angesagt.

Außerdem soll die Ernährung umgestellt werden, d. h. kochsalzreduziert essen, Verzicht auf Kaffee, Alkohol, Grüntee und Schwarztee. Eiweißfasten ist wichtig, wenig Fleisch, und eine Kuhmilch- und Hühnerei-freie Kost. Immer mal wieder einen Fasttag einlegen, an welchem nur Basentee nach Dr. Rau getrunken wird (siehe S. 226).

Osteoporose

„Ich bin 58 Jahre alt, Diabetikerin, und leide an Osteoporose. Mein Hausarzt meinte, Osteoporose sei eine Begleiterkrankung des Diabetes. Ich halte viel von der Naturmedizin. Ich bitte um Hilfe!"

Therapievorschlag:
Injektionen:
Horvi-Enzym-Ammodytes forte und Horvi-Enzym-Latromactan – je 2 ml gleichzeitig, **getrennt**, i.m. oder tief s.c. injizieren. Diese Präparate im fortlaufenden Wechsel mit folgenden Präparaten Mo., Mi., Fr., Mo. usw. injizieren.
Horvi-Enzym-Crotalus forte und Horvi-Enzym-Serpalgin – je 2 ml gleichzeitig, **getrennt**, i.m. oder tief s.c. injizieren.

Orale Medikationen:
Horvi-Enzym-PAT 9 und Horvi-Nukleozym Comp. 4 – 3x täglich je 8 Tropfen, im Abstand von ca. 5 – 10 Minuten perlingual, **vor dem Essen**. Alle Tropfen mindestens 1 Minute im Mund behalten!
Horvi-Enzym-Ammodytes forte liq. und Horvi-Enzym-Latromactan liq. – an injektionsfreien Tagen, Di. und Sa., 3x täglich je 8 Tropfen, im Abstand von ca. 5–10 Minuten perlingual, einige Zeit **nach dem Essen**.
Horvi-Enzym-Crotalus forte liq. und Horvi-Enzym-Serpalgin liq. – an injektionsfreien Tagen, Do. und So., 3x täglich je 8 Tropfen, im Abstand von ca. 5–10 Minuten perlingual, einige Zeit **nach dem Essen**.

Lokale Therapie:
Horvi-Enzym-Chiroprac-Salbe und Horvi-Enzym-Ammodytes-Salbe – die Salben als Mischung morgens und abends an schmerzenden Stellen einreiben.

Auch die **Sanum-Therapie** sollte in schweren Fällen zum Einsatz kommen, entweder parallel oder im Wechsel.
Exmykehl D3 Supp., 10 Tage lang abends 1 Supp. rektal einführen.

Anschließend:
Fortakehl D5, 2x je 1 Tablette pro Tag, 3 Wochen lang,

Anschließend:
Sankombi Tropfen, morgens 4 Tropfen, auf 10 Tropfen innerhalb von 14

Tagen steigern.
Nigersan D4, abends 1 Kapsel, alles über 6 Monate.

Zusätzlich:
1 Amp. Recarcin D4, alle 14 Tage i.m. spritzen. Recarcin über die Firma Holomed in Holland.

Wichtig ist die **Entsäuerung**:
Sanuvis je 1 TL morgens und abends, und
Citrokehl 10 Tropfen abends

Langzeittherapie nach 3 Wochen ab Beginn der Sanum-Therapie: Latensin D6 und Utilin-S D6, im **wöchentlichen Wechsel**, jeweils 1 Kapsel pro Woche.

Die Einnahme der sanum-Bakterienpräparate siehe S. 237.

Weitere Verfahren:
Im Schmerzbereich paravertebral 8–10 **Schröpfköpfe** aufsetzen, bitte trocken schröpfen, 1x pro Woche, 6x insgesamt.

Bei starken Schmerzen zusätzlich **Cantharidenbehandlung**. Das Cantharidenpflaster kann nach 20 Tagen erneut angelegt werden, anschließend dann zur Entgiftung und als Vorsorge 1x im Monat, **im Wechsel mit den Schröpfköpfen.**

Gegen die Schmerzen lokal **Gelenköl** nach F. Viehauser (Rezept s. S. 227) **oder** Aconit Schmerzöl einreiben bzw. Umschläge, **Packungen** mit frischem, besser **altem Urin**. Alter Urin ist durch den Ammoniakgehalt viel intensiver in der Wirkung als frischer Urin. Alter Urin heißt: Der Urin muss mindestens 4 Tage gesammelt sein am besten in einem abgedeckten Tongefäß. Einige Zeit einwirken lassen und dann abwaschen.

Rezidivierende Harnwegsinfekte bei Diabetes mellitus Typ II

„Seit ungefähr drei Jahren leide ich an rezidivierenden Harnwegsinfekten. Ich bin 55 Jahre alt. Vor drei Monaten waren die Blutzuckerwerte zum ersten Mal erhöht. Mein Hausarzt meinte, die rezidivierenden Harnwegsinfekte kommen bei Diabetikern gehäuft vor und vor allem schon bevor der Diabetes ausbricht, aber auch begleitend. Ich bekomme

> nun Antibiotika, aber die Abstände zwischen den einzelnen Infekten werden immer kürzer. Haben Sie eine Arznei für mich?"

Dies ist ein schwieriges Kapitel, aber keineswegs hoffnungslos! Die chronische Blasenentzündung tritt vermehrt in der Menopause und auch bei Diabetikerinnen auf.

Vorab ein Wort zur Ernährung:
Wichtig: Bis bei dieser Krankheit eine deutliche Besserung eingetreten ist, keinerlei Frischkost und keine Kuhmilchprodukte verzehren, das Gemüse sollte **ganz kurz** blanchiert werden. Auf Zitrusfrüchte, Kaffee, scharfe Gewürze, Senf, Rettich, Radieschen und Knoblauch sollte verzichtet werden. Trinken Sie täglich 1 Liter Leitungswasser, das Sie vorher abkochen, am besten 20 Minuten köcheln lassen und über den Tag verteilt trinken.

Bei jeder chronischen Erkrankung sollten als Erstes die Störfelder ausgeschaltet werden, die Herdsanierung ist unumgänglich. Tote Zähne und wurzelbehandelte Zähne jeder Art müssen entfernt werden, da sich dort das Bacterium Leptotrichia buccalis befindet und für ein chronisches Krankheitsgeschehen verantwortlich ist.

Ansonsten rate ich dringend zu einer homöopathischen Behandlung mit Einzelhomöopathika und Erbnosoden.

Die Homöopathie ist die spezifischste und individuellste aller Reiztherapien. Die Erfolge sind verblüffend. Aus der Vielzahl der homöopathischen Arzneien kommen einige bei einer chronisch rezidivierenden Cystitis in Frage. Ich stelle Ihnen die wichtigsten Arzneien vor. Ein erfahrener Homöopath findet für Sie die richtige Arznei. Ein oft mehrstündiges Gespräch einschließlich einer gründlichen Untersuchung sind nötig. Aber es lohnt sich, da die Heilung ausschließlich durch Anstoß der Selbstheilungskräfte geschieht. Denn ohne Selbstheilung passiert in unserem Körper nichts!

Behandlung mit homöopathischen Einzelmitteln

Acidum benzoicum – Benzolsäure – Zystitis, Enuresis, scheußlicher Geruch.

Acidum nitricum – Salpetersäure – brennt beim Wasserlassen, Feigwarzen, Urin riecht stark, wie Pferdeurin, spärlicher Urin.

Apis mellifica – Honigbiene – häufiges Wasserlassen, Inkontinenz, Brennen und Schmerz am Ende des Wasserlassens.

Argentum nitricum – Höllenstein – unkontrollierter Harndrang, Urin spärlich und blutig, Brennen und Schmerzen beim Wasserlassen.

Arsenicum album – Weißarsenik – der Urin brennt, ist spärlich, der Harn ist stark eiweißhaltig.

Barium carbonicum – Bariumkarbonat – stetiger Harndrang, Brennen.

Berberis vulgaris – Berberitze – der Urin brennt, häufiges Wasserlassen, Schmerzen im Blasengebiet und in der Niere sind kennzeichnend.

Cannabis sativa – Hanf – heftiges Brennen beim Wasserlassen, Stiche in der Harnröhre und eitriger Urin sind kennzeichnend.

Cantharis – Spanische Fliege – die Symptome sind unerträglicher Drang, Krämpfe, Brennen, schneidende Schmerzen vor und nach dem Urinabgang, stetiger dauernder Harndrang.

Causticum – Ätzstoff – schmerzhafter Drang, Stiche in der Harnröhre und Brennen beim Wasserlassen sind die Hauptsymptome.

Dulcamara – Bittersüß – bei Abkühlung, Harndrang, schmerzhafter Miktion.

Erigeron – kanadisches Berufskraut – Blutungen, schmerzhafter Urinabgang.

Eupatorium purpureum – roter Wasserhanf – hilft meist hervorragend, wenn eine Unterkühlung bzw. eine Temperaturschwankung die Ursache ist.

Hydrastis canadensis – kanadischer Gelbwurz – schleimige, dicke, gelbe Absonderung, Urin riecht stark.

Ignatia – Ignatiusbohne – Urin reichlich, wässrig, Folge von Kummer.

Lycopodium – Sporen von Bärlapp – rotes Sediment, vor dem Wasserlassen Rückenschmerz, Polyurie nachts oder auch Harnverhalt.

Mercurius corrosivus – Quecksilberchlorid – spärlicher Urin, welcher brennt. Blutiger Urin, stechender Schmerz, Krämpfe in der Blase. Urethra brennt stark. Dies sind die Themen von Mercurius corrosivus.

Natrium muriaticum – Natrium chlorid – direkt nach dem Wasserlassen Schmerzen, vermehrtes Wasserlassen, kann in Gegenwart anderer kein Wasser lassen oder es dauert sehr lang, oft Folge von Kummer, Ärger oder anderen psychischen Krankheitsursachen.

Nux vomica – Brechnußbaum – Reizblase, häufiges Wasserlassen, Hämaturie, Nierenkolik.

Pulsatilla – Küchenschelle – vermehrter Drang, vor allem beim Hinlegen, Brennen beim und nach dem Wasserlassen, unwillkürlicher Abgang nachts und bei Husten.

Sarsaparilla – Liliengewächs – Urin ist sandig-blutig, starker Schmerz am Ende des Wasserlassens, Nierenkolik.

Sepia – Tintenfisch – roter Satz im Urin, langsamer Harnfluss und spärlicher Urin sind die Themen von Sepia.

Stramonium – Stechapfel – Urin = wasserklar, nachts vermehrt, Urintröpfeln, Blase oft leer.

Sulphur – Schwefel – häufiges Wasserlassen, besonders nachts, Brennen, plötzlicher Harndrang und Enuresis sind kennzeichnend.

Thuja – Lebensbaum – Entzündung, häufiges Wasserlassen, unkontrollierter Harndrang.

Nosodenbehandlung:
Medorrhinum – Gonokokken-Nosode – schmerzhaftes Wasserlassen, Nierenkolik, Urin fließt langsam aus Blase, anhaltend.
Tuberculinum Nosode Koch – chronische Cystitis, Nierenbeschwerden, dauernde Änderung der Symptome und extreme Kälteempfindlichkeit.

Operationsvorbereitung bei Diabetes mellitus Typ II und Thromboseneigung

„Ich bin Diabetikerin und habe schlimme Krampfadern, eine Galle-Operation steht mir bevor. Ich habe Angst, große Angst. Können Sie mir helfen, damit die Operation komplikationslos verläuft?"

Therapievorschlag:
1–2 Tage vor der Operation:
Pyrogenium D30, je 2 Globuli pro Tag lutschen.

Direkt nach der Operation:
Arnica D200 und Hypericum D30, jeweils 2 Globuli, noch im Aufwachraum oder gleich auf der Station dem Patienten innen auf die Lippen legen (Überwachung durch die Angehörigen).

Bei ganz schlimmen **Krampfadern** oder bekannter **Thromboseneigung** 1 Woche vorher:
1 Ampulle Mucokehl D5 und 1 Ampulle Nigersan D5 zusammen aufziehen, i.m. spritzen (Vorsicht bei Einnahme von Blutverdünnern!)
und/oder:
Mucokehl D3 Salbe, die Beine damit einreiben.

Gegen Ihre **Angst** sollten Sie 1 Woche vor der Operation bis zur Operation täglich 4x je 4 Tropfen **Rescue Remedy** (Notfalltropfen von Dr. Bach) auf die Innenseite der Unterlippe geben, am Tag der Operation aussetzen und dann nochmals einige Tage lang 3x täglich je 4 Tropfen zur Anwendung bringen.

Angst vor Zahnextraktion mehrerer Zähne bei Diabetes mellitus Typ II

„Wahrscheinlich müssen mir am Unterkiefer 2–3 Backenzähne gezogen werden. Ich habe Angst vor diesem Eingriff, vor Komplikationen wie Wundheilungsstörungen usw. Ich bin 52 Jahre alt und Diabetikerin."

1–2 Tage vor dem Eingriff:
Pyrogenium D30, 2 Globuli einmalig lutschen.

Direkt nach dem Eingriff:
Arnica D30 und Hypericum D30, je 2 Globuli einmalig lutschen, nacheinander verabreichen.

Injektionstherapie:
(Wenn mehrere Zähne gezogen werden oder bei schwierigen kieferorthopädischen Eingriffen zusätzlich)
Am Tag der OP:
1 Amp. Notakehl D5 und 1 Amp. Pefrakehl D6, i.v. spritzen, ebenfalls

am nächsten Tag, nach 1 Woche noch einmal wiederholen, sowie nach 6 Wochen.

Zusätzlich am Tag der OP:
1 Amp. Recarcin D6 (Holomed) i.m. spritzen, nach 1 Woche wiederholen.

Außerdem:
Kieferostitis Nos. D30, 2 Globuli einmalig lutschen.
Mucokehl D5 Tropfen, 3 Tage nach der OP beginnen, das Wundgebiet 2x pro Tag mit 2–5 Tropfen einreiben, 2 Wochen lang.

Bei Angst:
Rescue Remedy Tropfen, am OP-Tag bis zu 4 Tropfen stündlich, eventuell bereits 1–3 Tage vor der OP damit beginnen, 4x je 4 Tropfen pro Tag.

Bei Kreislaufstörungen:
2x je 5 Globuli Veratrum album D3 im Abstand von 15 Minuten lutschen, zusätzlich 2x je 4 Tropfen Rescue Remedy auf die Zunge geben.

Claudicatio intermittens bei Diabetes mellitus Typ II

„Claudicatio intermittens heißt die schreckliche Diagnose, welche mich immer mehr beeinträchtigt. Die Gehstrecke wird immer kürzer. Können Sie mit naturheilkundlich helfen?"

Lassen Sie sich **initial** eine Spritzenserie verabreichen:
1 Ampulle circulo-Injeel
1 Ampulle Ginkgobakehl D4
1 Ampulle Mucokehl D6
alle zusammen aufziehen, i.v. spritzen, 2 Wochen lang, 3x pro Woche, nach 2 Wochen 2x pro Woche, 6–8 Wochen lang.

Anschließend:
1 Ampulle Mucokehl D5 und 1 Ampulle sanuvis zusammen aufziehen, i.m. spritzen, 2x pro Woche über Monate.

Orale Medikation:
Horvi-Nukleozym-Comp 8 und Horvi-Nukleozym-Comp 5 – 3x pro Tag jeweils 8 Tropfen im Abstand von 5–10 Minuten auf der Zunge zergehen lassen, über 6 Wochen (siehe Anhang).

Anschließend:
Secale Olplx, nach Anweisung, ebenfalls über 6 Wochen.

Weiterhin als **Langzeittherapie**:
Leptospermusan Tropfen (Holomed über Firma sanum), 2x pro Tag je 5 Tropfen, und Propionibacterium avidum D5, 2x je 1 Kapsel pro Woche, über Monate.

Die Einnahme der sanum-Bakterienpräparate siehe S. 237.

Eine **Entsäuerung** ist dringend nötig, machen Sie 1x pro Woche ein Entsäuerungs-Wannenbad (s. S. 224) und versuchen Sie täglich 20 Minuten aus sich zu schwitzen.

Eine Ernährungsumstellung (s. S. 27) ist wichtig. Basentee nach Dr. Rau (Rezept S. 226) muss täglich getrunken werden.

Schlaganfall – Nachbehandlung bei Diabetes mellitus Typ II

„Unser Opa, 69 Jahre alt, Hypertoniker, liegt im Krankenhaus mit einem Schlaganfall bei Diabetes mellitus Typ II, er kann wieder sprechen, sodass man ihn ganz gut versteht. Der rechte Arm hat noch ganz wenig Kraft, und das rechte Bein ist auch nicht voll funktionsfähig. Er wird schon in einigen wenigen Tagen entlassen. Haben Sie Ratschläge für die Nachbehandlung?"

Folgende **Injektion** empfehle ich: 2x pro Woche, etwa 2 Monate lang
2 Ampullen Ginkgobakehl
1 Ampulle circulo Injeel
1 Ampulle Mucokehl D6
alle zusammen aufziehen und i.v. spritzen.

Orale Medikation:
Cralonin Tropfen, 3x pro Tag je 20 Tropfen, 8 Wochen lang.

Zusätzlich:
Leptospermusan Tropfen (Firma Holomed über sanum), 2x pro Tag je 5 Tropfen über 2–3 Monate.

Danach:
Aurum jodatum D6 und Barium iodatum D6, im **täglichen Wechsel**, 3x pro Tag je 1 Tablette, 6 Wochen lang.

Nach diesen 6 Wochen:
Arnica D6, 3x pro Tag jeweils 1 Tablette, für weitere 2 Monate.

Langzeittherapie:
Propionibacterium avidum D5 (Holomed), 2x pro Woche je 1 Kapsel über ½ Jahr. Die Einnahme der sanum-Bakterienpräparate siehe S. 237.

Außerdem:
sanukehl acne, 1x pro Tag 5 Tropfen über den Schläfen einreiben, **im Wechsel** rechte Schläfe, linke Schläfe, 6–8 Wochen lang.

Weitere Verfahren:
Vitamin-C Infusionen von Pascoe (Therapieschema siehe S. 226).

Die Ernährung muss streng **vegetarisch** sein, Eiweißfasten, statt Zucker etwas Honig verwenden. Viel Knoblauch, Äpfel und Zwiebeln essen.

Zur Kräftigung bei verzögerter Rekonvaleszenz empfehle ich Ginseng Präparate oder 2x täglich je 20 Tropfen von folgender Rezeptur zu Anwendung zu bringen:
Panax D4 20,0
Alfalfa D2 20,0
Urtica urens Urtinktur ad 90,0

Obstipation bei Diabetes mellitus Typ II

„Ich bin Diabetikerin. Ich weiß nicht, ob ich mich mit meiner schlimmen, chronischen Verstopfung an Sie wenden darf, es ist kein Stau von Körpersäften, aber doch handelt es sich um einen Stau. Alle 4–5 Tage klappt's trotz verschiedenen Tees, die ich trinke. Getrocknete Aprikosen und Pflaumen helfen auch nicht auf Dauer, Vollkornprodukte auch nur bedingt. Ich bitte um einen Fahrplan, möglichst streng, wenn es möglich ist, auch um eine Arznei aus der Naturheilkunde. Meine Schwester hat damit so Glück gehabt, sie bekam Hilfe von einem Heilpraktiker. Danke!"

Ernährungsumstellung ist auf jeden Fall das Mittel der Wahl. Zunächst 1x/Tag Frischkornbrei essen (s. Seite 231). Ansonsten streng vegetarisch essen mit vielen **Ballaststoffen**.

Als weitere Maßnahme abends vor der Abendmahlzeit folgende **Mischung** trinken:
½ Teelöffel Flohsamenschalen
1 g Ascorbinsäure
⅛ l Rote Beete Saft (aus dem Reformhaus oder der Apotheke)
1 Teelöffel Sanuvis (Apotheke)
auf ¼ l stilles Wasser
Zusätzlich ¼ l stilles Wasser nachtrinken.

Orale Medikationen:
Plumbum Pentarkan S, täglich, nach Anweisung.

Zusätzlich:
Horvi-Nukleozym-Comp. 26 und Horvi-Enzym-C 33 – 3x täglich je 8 Tropfen pro Tag. Die Tropfen mindestens 1 Minute im Mund behalten!

Oder statt dieser Tropfenmischung:
Phönix Plumbum spag und Phönix Silybum spag āā ad 50,0
S: 3x je 20 Tropfen pro Tag, abends 60 Tropfen zusätzlich.

Lebertee (Rezept S. 227) bringt auf immer Erleichterung, 5 Tassen täglich trinken.

Führt dies alles nicht zum Erfolg, muss auf homöopathische Einzelmittel übergegangen werden.

Bei Kindern mit relativ großem, dicken Kopf, gemütlich, klagen über Kopfschweiß, Kissen ist morgens nass. Fragen Sie, ob dies bei Ihnen zutraf.

Calcium carbonicum D6, 3x je 1 Tablette pro Tag.

- Patienten mit trockenem, harten Stuhl: Bryonia D6, 3x je 1 Tablette pro Tag.
- Patienten mit trockenem, bröckeligen, schafskotartigen Stuhl, ohne Drang: Alumina D12, 2x je 1 Tablette pro Tag.
- Patienten mit Ziegenkot-Stuhl, krampfendem Schließmuskel und Zurückschlüpfen des Stuhls beim Pressen, es handelt sich meist um schwache Personen, fühlen sich oft leistungsunfähig:
  Silicea D12, 2x je 1 Tablette pro Tag.

Falls Sie ein Ozon-Gerät haben, ist bei der Obstipation Ozon rektal 1x täglich, 20x insgesamt, zu empfehlen.

Wichtig: Für **ausreichend Bewegung** sorgen! Laufen, laufen und nochmal laufen. **Der beste Weg ist der Fußweg.**

Mucokehl als Regulator der Blutviskosität bei Augenkrankheiten und Diabetes mellitus Typ II

„Unser Opa, Diabetiker, hat auf beiden Augen eine Makuladegeneration. Bisher handelt es sich um eine trockene Makuladegeneration, aber diese schreitet laut Augenarzt fort. Helfen dabei auch die Mucokehl Augentropfen, welche meiner Tante beim Grauen Star so gut geholfen haben?"

Ja, natürlich! Die Mucokehl Augentropfen verbessern die Durchblutung des Auges und Mucokehl ist ein Regulator der Blutviskosität, und da das Auge nicht isoliert vom Gesamtstoffwechsel betrachtet werden kann, ist es einsichtig, dass die Durchblutung und Ernährung des Augapfels verbessert wird. An homöopathischen Einzelmitteln kommen Phosphorus, Calcium phosphoricum und Conium maculatum in Frage, je nach Arzneimittelbild. Ein erfahrener Homöopath muss nach einem mehrstündigen Gespräch geeignete Mittel finden.

Hämorrhoiden als Begleiterscheinung bei Diabetes mellitus Typ II

„Ich bin 59 Jahre alt, männlich, und leide an Diabetes mellitus Typ II. Außerdem melden sich bei mir immer wieder Hämorrhoiden, meist, wenn die Sitzfläche (Autositz z. B.) kalt war. Das ist aber so oft. Es stört massiv. Mein Hausarzt sagt, das sei auch eine Begleiterkrankung bei Diabetes mellitus. Haben Sie Hilfe für mich, sowohl für den akuten Zustand als auch vorbeugend? Danke!"

Therapievorschlag
– Hämorrhoiden, akut

Lebertee (Rezept S. 227) 5 Tassen täglich über Monate trinken:

Zusätzlich:
Aesculus hippocastanicus D3, 3x je 1 Tablette pro Tag.
Mucokehl D3 Salbe mehrfach täglich einreiben.
Bei **Bedarf** auch Mucokehl D3 Supp., 1x abends rektal einführen.

– Hämorrhoiden, rezidivierend
Fortakehl D5, 2x je 5 Tropfen pro Tag, 10 Tage lang.

Anschließend:
Mucokehl D3 Supp., 1x am Tag 1 Supp. rektal einführen, am besten morgens nach der Entleerung. Wenn das nicht passt, dann abends.
Mucokehl D3 Salbe, mehrfach täglich einreiben.
Diese Therapie über Monate.

Zusätzlich:
Podophyllum comp. Tropfen und Hamamelis Homaccord Tropfen im **täglichen Wechsel**, nach Anweisung.

Bei Bedarf, falls die obige Therapie nicht zum Erfolg führt:
1 Amp. Aesculus Injeel, 2x pro Woche trinken, und **Horvi-Nukleozym-Comp. 7** – 3x je 8 Tropfen pro Tag, **vor dem Essen**, lange im Mund behalten, das Ganze über 2–3 Monate.

Und in ganz hartnäckigen Fällen hat die Horvi-Enzym-Therapie noch einen guten Vorschlag, womit ich in meiner Praxistätigkeit auch sehr gute Erfolge hatte.

Injektionen:
Horvi-Enzym-Horvitrigon forte und Horvi-Enzym-Bitis forte – je 2 ml gleichzeitig, **getrennt**, i.m. oder tief s.c. injizieren. Diese Präparate im **fortlaufenden Wechsel** mit folgenden Präparaten Mo., Mi., Fr., Mo. usw. injizieren.
Horvi-Enzym-Crotalus forte und Horvi-Enzym-Bitis forte – je 2 ml gleichzeitig, **getrennt**, i.m. oder tief s.c. injizieren. (Bei Darmblutungen statt diesem Bitis forte das **Horvi-Enzym-Elaps forte** einsetzen.)

Orale Medikationen:
Horvi-Nukleozym Comp. 7 – 3x täglich je 8 Tropfen perlingual, **vor dem Essen**. Alle Tropfen mindestens 1 Minute im Mund behalten!
Horvi-Enzym-Horvitrigon forte liq. und Horvi-Enzym-Bitis forte liq. – an injektionsfreien Tagen, Di. und Sa., 3x täglich je 8 Tropfen im Abstand von 5–10 Minuten perlingual, einige Zeit **nach dem Essen**.
Horvi-Enzym-Crotalus forte liq. und Horvi-Enzym-Bitis forte liq. (oder

Horvi-Enzym-Elaps forte liq.) – an injektionsfreien Tagen, Do. und So., 3x täglich je 8 Tropfen im Abstand von 5 – 10 Minuten perlingual, einige Zeit **nach dem Essen**.
Horvi-Orocid-Tabletten – morgens und abends je 2 Tabletten einnehmen.

Lokale Therapie:
Horvi-Enzy-Chiropracт-Salbe – 3x täglich die Hämorrhoiden einreiben, auch innere, anale Anwendung möglich.

Natürlich sollten Sie sich bei Hämorrhoiden **viel bewegen** und unbedingt auf **ballaststoffreiche Ernährung** achten.

Anwendungen:
1–2 Blutegel in die Nähe der Hämorrhoide setzen, die Wirkung tritt sofort anhaltend ein. Stärkste Schmerzen verschwinden. **Wichtig**: Während der Behandlung mit Blutegeln muss das Präparat Mucokehl abgesetzt werden.

Hypnose und Bluthochdruck bei Diabetes mellitus Typ II

„Mein Hausarzt, welcher eigentlich nicht homöopathisch arbeitet, bietet auch Hypnose an. Diese Behandlung sei mittlerweile für viele Krankheiten anerkannt und würde bei Bluthochdruck helfen. Er hat die Erfahrung gemacht, dass die Werte bei jeder Sitzung um 5 mmHg purzeln. Kann ich es wagen, mal ein paar Sitzungen zu nehmen? Was halten Sie davon? Mein Blutdruck ist erhöht und neigt bei Aufregung oder Überlastung zu Krisen. Ich bin 55 Jahre alt."

Hypnose ist geeignet für Patienten mit erhöhten Blutdruckwerten. Der während der Hypnose veränderte Bewusstseinszustand ist durch eine tiefe Entspannung gekennzeichnet. Man ist offen für Fremdeinflüsse. Ruhe und Entspannung sind die Voraussetzung für das optimale Wirken der Selbstheilungskräfte. Diese werden durch die Hypnose massiv angeregt.

Hypnose hilft bei Schmerzen aller Art, bei erhöhten Blutdruckwerten, bei Angstzuständen, Süchten usw.

Ich rate Ihnen zu dieser Therapie, da ausschließlich die Selbstheilung zum Einsatz kommt.

Einschränkungen oder Störungen der Gewebe- und Organdurchblutung bei Diabetes mellitus Typ II

„Meine Schwester ist – wie ich auch – Diabetikerin, 58 Jahre alt, und bekommt von ihrem Heilpraktiker für ihre Gefäße und fürs Herz vorbeugend Mucokehl in Tabletten, Tropfen und auch als Salbe. Was ist das für eine kleine Wunderwaffe, wie ihr Heilpraktiker immer sagt?"

Mucokehl ist in der Tat „eine kleine Wunderwaffe", die von Fachkundigen vielfältig eingesetzt werden kann.

Mucokehl im Überblick:

Mucokehl wird aus Kulturen des Schimmelpilzes Mucor racemosus gewonnen und bewirkt die Lösung von Agglutinationen von Erythrozyten, Leukozyten und Thrombozyten. Es wird eingesetzt bei akuten und chronischen Krankheiten des Blutgefäßsystems, z. B. bei Krampfadern, Durchblutungsstörungen jeder Art, bei Schwindel, Hörsturz, Lymphstau und Hämorrhoiden, zusätzlich bei Verstopfung. Außerdem wirkt Mucokehl wundheilungsfördernd und ist als Mucokehl D5 Augentropfen bei Katarakt, Glaukom und Makuladegeneration sehr hilfreich. auch bei Konjunktivis tut es gute Dienste.

Bei Krankheiten, die mit Stau einhergehen, z. B. Lymphstau, Elephantitis, Nierenstau und bei Gelosen wird Mucokehl mit gutem Erfolg eingesetzt. Weiterhin wirkt Mucokehl beim Gelenkerguss sowie bei jedem azidotischen Stauungsödem.

Die krampflösende Wirkung von Mucokehl muss noch hervorgehoben werden.

Mucokehl ist als Injektion in den Verdünnungen D5, D6, und D7 im Handel, als Salbe in der Verdünnung Mucokehl D3, in Tablettenform als Mucokehl D5, in Suppositorien als Mucokehl D3 und als Hartkapseln in D4, als Mucokehl Tropfen in der Verdünnung D5.

So sind Mucokehl D5 Augentropfen sehr zuverlässig beim Einsatz bei Augenkrankheiten wie oben beschrieben.

Gibt es eine Eiweißabbaudiät für meine überfüllten Eiweißspeicher bei Diabetes mellitus Typ II?

„Wie bekomme ich denn meine überfüllten Eiweißspeicher am schnellsten leer? Ich bin Fleischesser und möchte jetzt mal meine Eiweißspeicher entleeren. Gibt es irgendeine Hilfe?"

Oh ja, essen Sie mal 4 Wochen viel Blumenkohl und Brokkoli-Gemüse. Diese beiden Gemüsesorten sind für die Eiweißabbaudiät bestens geeignet.

Ganz wichtig: 1x pro Woche sollte 1 Aderlass von 150–200 ml oder mehr erfolgen, insgesamt 4x, danach eine Blutkontrolle. Die Blutentziehung soll solange fortgesetzt werden bis der Hämatokritwert auf etwa 40 % ist. Während der Aderlass-Therapie sollte viel Wasser getrunken werden, am besten immer vor dem Aderlass.

Arteriosklerose bei Diabetes mellitus Typ II

„Meine Mutter, Diabetikerin, hat eine generalisierte Arteriosklerose. Gibt es da Hilfe? Danke!"

Im Abstand von 3 Wochen 4 **Blutegel** im Nacken ansetzen, über 3 Monate. Eventuelle Blutverdünner in dieser Zeit absetzen!

Injektionstherapie:
1 Amp. Circulo Injeel
1 Amp. Mucokehl D5
1 Amp. Nigersan D5
1 Amp. Ginkgobakehl D4
alle zusammen aufziehen, i.v. spritzen, 1x/Woche, über 2–3 Monate.

Medikation:
sanukehl acne D6, 10 Tropfen am Tag, zur Hälfte in die Ellenbeuge einreiben, die andere Hälfte einnehmen, über 8 Wochen.
Secale Olplx Tropfen, nach Anweisung einnehmen, über 6 Wochen.

Anschließend:
Aurum iodatum D6, 3x je 1 Tablette pro Tag, über weitere 6 Wochen.

Danach:
Horvi-Nukleozym comp. 5 und Horvi-Nukleozym comp. 20 – 3x täglich je 8 Tropfen, im Abstand von 5–10 Minuten auf der Zunge zergehen lassen.

Langzeittherapie:
Propionibacterium avidum D5 (Holomed, siehe Bezugsquellen), 3x 1 Kapsel wöchentlich vor dem Schlafengehen, über 4 Monate.

Die Einnahme der sanum-Bakterienpräparate siehe S. 237.

Später:
Tebonin intens, 1 Kapsel am Tag, im **täglichen Wechsel** mit Leptospermusan Tropfen (Holomed), nach Anweisung.

Anwendungen:
Die Wasseranwendungen nach Kneipp helfen heute wie zu der Zeit, als Kneipp lebte. Schwimmen, Wassertreten, ansteigende Fußbäder oder Armbäder, Arm-, Knie- oder Schenkelgüsse sind zu empfehlen, außerdem Oberkörper- bzw. Ganzkörperwaschungen, so kalt wie es der Patient verträgt. Dies sind sowohl Vorsorgemaßnahmen als auch sehr empfehlenswerte Behandlungsmethoden (siehe S. 224).

Gedächtnisschwäche, Vergesslichkeit – bei Diabetes mellitus Typ II

„Ich bin erst 55 Jahre alt und leide an Gedächtnisschwäche, mein Internist sagte, dies hinge mit dem Diabetes zusammen. Ich bitte um Hilfe! Danke!"

1 Ampulle Ney troph 2x pro Woche s.c. oder i.m. spritzen, über 8 Wochen, 2x im Jahr. Die Erfolge waren oftmals hervorragend.

Außerdem zusätzlich:
Selenium Homaccord Tropfen und Blutgefäß Tropfen N, beides nach Anweisung
Cerebrum comp. Injektionen, 10 Ampullen 2x im Jahr.

Eine **Eigenblutbehandlung** empfehle ich, die Vorgehensweise siehe S. 234. Dem Eigenblut können verschiedene Präparate zugefügt werden:

Cralonin, Aurum jodatum Injeel, Kalium phosphoricum, Sulfur oder Thuja Injeel je nach AMB.

Weitere Organpräparate Injeele sind auch zu empfehlen:
Arteria suis, Cerebrum totalis suis, Hepar suis, Ovarium suis, Testis suis.

Weitere Verfahren:
Ozon Behandlung **im Wechsel** mit **HOT**, 2x pro Woche, am besten im Frühjahr 10 Ozon Behandlung und im Herbst 10 HOT Sitzungen.

Außerdem bietet sich von der Firma Vit-Organ eine Mischspritze aus Ney gero und Neyfoc an, 2x pro Woche wird diese s.c. in die Bauchfalte gespritzt, 6 Wochen lang, anschließend 6 Wochen Pause und dann wieder von vorne. Die Erfolge sind sehr gut.

Konzentrationsschwäche und Diabetes mellitus Typ II

„Ich bin erst 61 Jahre alt, mein Gedächtnis ist ganz gut trotz meiner Blutzuckerkrankheit, aber konzentrieren kann ich mich nicht mehr gut. Auf der Arbeit bin ich auch schon ein paar Mal aufgefallen. Ich mache Büroarbeit und mein Hausarzt meint, dies hinge mit der langjährigen Blutzuckerkrankheit zusammen. Haben Sie Hilfe für mich?"

Therapievorschlag I:

Injektionen:
Horvi-Enzym-Crotalus forte und Horvi-Enzym-Triturus – Mo., Mi., Fr. je 2 ml gleichzeitig, **getrennt**, i.m. oder tief s.c. injizieren.

Orale Medikationen:
Horvi-Nukleozym Comp. 5 und Horvi-Psy 4 Comp. 1 – 3x täglich je 8 Tropfen, im Abstand von 5–10 Minuten perlingual, **vor dem Essen**. Alle Tropfen mindestens 1 Minute im Mund behalten!
Horvi-Enzym-Crotalus forte liq. und Horvi-Enzym-Triturus liq. – an injektionsfreien Tagen, 3x täglich je 8 Tropfen, im Abstand von 5–10 Minuten perlingual, einige Zeit **nach dem Essen**.

Therapievorschlag II von der Firma Vit-Organ:
Ney foc und Ney dia als Mischspritze, 2x pro Woche, s.c. in die Bauchfalte spritzen, 6 Wochen lang, anschließend 6 Wochen Pause und dann wieder von vorne.

Eiweißspeicherkrankheiten, dickes Blut und Sklerose der Gefäße bei Diabetes mellitus Typ II

„Können Sie mir genau erklären, was passiert, wenn ich jetzt meine Eiweißspeicherkrankheit – dickes Blut und Sklerose der großen Gefäße – therapieren lasse, natürlich mit Fasten und Aderlässen? Diabetes mellitus Typ II ist meine Krankeit seit 25 Jahren."

Die drei Stauspeicher, welche überfüllt sind, werden entleert, das verdickte Blut wird verdünnt, ebenso die verdickte Kapillarmembran und das verdickte Bindegewebe zwischen den Zellen der Organe. Es dauert 2–3 Monate bis der Hämotokrit auf etwa 40 Volumen % gesunken ist. Reichlich Flüssigkeitszufuhr ist unbedingt nötig.

In den ersten Wochen und Monaten nehmen Sie bitte Alkala-N von sanum hinzu und auch die sanuvis Tropfen. Die Entsäuerung wird so in Gang gesetzt und voran getrieben. Diese intensive Therapie lohnt sich!!

Die Wirkung von Aderlässen – was passiert genau?

„Können Sie mir erklären, was beim Blutentziehen passiert? Ich bin sehr neugierig, ich weiß, aber ich möchte zuerst aufgeklärt sein, bevor ich mich für eine Aderlass-Therapie entscheide."

Die Verbesserung der Blutzusammensetzung sowohl der Mikro- und Makro-Zirkulation des Blutes ist erwähnenswert. Der Bluteiweißspiegel wird gesenkt. Das Absinken der Eiweißkörper im Blut bewirkt ein Absinken des Blutdrucks.

Die Zähflüssigkeit wird verbessert, die Strömungsbedingungen werden verbessert, die Volumenverminderung des Blutes durch Aderlass sorgt für ein Nachströmen des Gewebewassers ins Blut, Ödeme verschwinden, das Blut wird verdünnt. Eine bessere Durchsaftung der Gewebe und eine gute Durchblutung des Körpers ist garantiert. Eine Eiweißabscheidung im Zwischenzell-Bindegewebe wird geringer.

Venöse Stauungen und Krampfadern bei Diabetes mellitus Typ II

„Ich habe in den Sommermonaten ganz schwere Beine, verbunden mit Spannungsgefühl. Ich habe schon viele Tipps bekommen, aber so richtig geholfen hat mir eigentlich nichts. Jedes Frühjahr habe ich Angst vor den Sommermonaten. Venöse Stauungen und Krampfadern sind die Ursache. Stehen kann ich nur Momente, das Laufen hilft. Kann ich Hilfe aus der Naturheilkunde bekommen?"

Ja, natürlich. Einen sehr guten Therapievorschlag hat die Horvi-Enzym-Therapie zu bieten. Mit diesen Arzneien habe ich viele Jahrzehnte gearbeitet. Der Erfolg war oftmals verblüffend.

Injektionen:
Horvi-Enzym-Crotalus forte und Horvi-Enzym-Bitis forte – je 2 ml gleichzeitig, **getrennt**, i.m. oder tief s.c. injizieren, wobei dem Crotalus forte jeweils 1 ml Horvi-C 5 beigemischt werden sollte. Diese Präparate im fortlaufenden Wechsel mit folgenden Präparaten Mo., Mi., Fr., Mo. usw. injizieren.
Horvi-Enzym-Ammodytes forte und Horvi-Enzym-Latromactan – je 2 ml gleichzeitig, **getrennt**, i.m. oder tief s.c. injizieren.

Orale Medikationen:
Horvi-Nukleozym Comp. 7 und Horvi-Nukleozym Comp. 8 – 3x täglich je 8 Tropfen, im Abstand von 5–10 Minuten perlingual, **vor dem Essen**. Alle Tropfen mindestens 1 Minute im Mund behalten!
Horvi-Enzym-Crotalus forte liq. und Horvi-Enzym-Bitis forte liq. – an injektionsfreien Tagen, Di. und Sa., 3x täglich je 8 Tropfen im Abstand von 5–10 Minuten perlingual, einige Zeit **nach dem Essen**.

Horvi-Enzym-Ammodytes forte liq. und Horvi-Enzym-Latromactan liq. – an injektionsfreien Tagen, Do. und So., 3x täglich je 8 Tropfen im Abstand von 5–10 Minuten perlingual, einige Zeit **nach dem Essen**.

Lokale Therapie:
Horvizym-Salbe und Horvi-Enzym-Bitis-Salbe – im **täglichen Wechsel**, mit der jeweiligen Salbe morgens und abends die Beine und Fußsohlen einreiben.

Zusätzliche Medikation:
Das Homöopathikum: Poikiven von der Firma Lomapharm – 3x täglich 15 Tropfen in etwas warmem Wasser einnehmen.

Infarktnachsorge bei Diabetes mellitus Typ II

„Unser Opa, 77 Jahre alt, wird in einigen Tagen aus dem Krankenhaus entlassen, mit dem Zustand nach einem Herzinfarkt (Vorderwandinfarkt). Ich möchte die Naturheilkunde mit in die Nachsorge einbinden. Ich hatte mit der Naturheilkundebehandlung immer Glück. Ich bitte um Unterstützung."

Injektionstherapie – Vorsicht mit Injektionen, bei gleichzeitiger Einnahme von Blutverdünnern:
1 Ampulle Cralonin, 1 Ampulle Gingkobakehl und 1 Ampulle Circulo Injeel zusammen aufziehen, anfangs 2x pro Woche, anschließend 1x pro Woche i.v. spritzen.

Orale Medikation:
Q-10 100 mg nach Anweisung
sankombi D5, 2x pro Tage je 5 Tropfen
Strophantus [A74B?] und Ammi visnaga [A74B?] āā ad 50,0, 2x pro Tag je 10 Tropfen über 6 Wochen, anschließend Pause von 4 Wochen, dann wiederholen.

Lokale Anwendung:
sanukehl acne D6, 2x pro Tag je 5 Tropfen über der Herzgegend im **täglichen Wechsel** mit Mucedokehl D5, ebenfalls 2x pro Tag je 5 Tropfen über der Herzgegend einreiben.

Vitamin B12 zur Anwendung bringen, anfangs parenteral, später oral.

Anwendungen:
Ozon und **HOT** Behandlungen im Frühjahr und Herbst im Wechsel, je 10 Sitzungen.

Eigenblutinjektion:
2x wöchentlich je 2,0 ml plus 1 Ampulle Mucokehl D6. Die Eigenblutinjektionen werden für die Dauer von 6 bis 8 Wochen verabfolgt. Im Anschluss daran kann monatlich eine weitere Eigenblutinjektion erfolgen.

Dem Eigenblut können auch an Stelle Mucokehl D6 Einzelmittel-Injeele beigemischt werden, z. B. Arnica Injeel S oder Arsenicum album Injeel S und Cactus Injeel je nach Arzneimittelbild. Organpräparate wie z. B. Cor suis Injeel bzw. Arteria suis Injeel habe ich häufig auch mit sehr gutem Erfolg zum Einsatz gebracht.

Hämatokrit-Erhöhung und Behandlung mit NeySanguin Nr. 77 D7

„Ich habe eine Hämatokrit-Erhöhung (48 Vol %), meinem Bruder geht es genauso, er hat von seinem Arzt NeySanguin Nr. 77 D7 Spritzen verordnet bekommen und zusätzlich eine eiweißreduzierte Kost. Die Spritzen werden 2x pro Woche s.c. injiziert, etwa 12 Wochen lang. Ist das eine gute Behandlung? Kann ich eine solche Behandlung auch mal ausprobieren?"

Ja, diese Therapie habe ich auch über Jahrzehnte eingesetzt. Sie können sich dieser Behandlung ruhig unterziehen. Zu der eiweißreduzierten Kost passt ein gelegentlicher (1x im Monat) kleiner bis mittlerer Aderlass (ca. 150 ccm).

Thrombophlebitis bei Diabetes mellitus Typ II

„Ich hatte vor einigen Jahren, eine Thrombophlebitis am rechten Unterschenkel, ich musste ins Krankenhaus. Meine Schwester hat jetzt die gleiche Diagnose von ihrem Hausarzt gesagt bkommen, auch am Unterschenkel rechts. Dies ist vielleicht eine familiäre Schwäche. Kann man so eine Krankheit auch amulant, vielleicht mit Naturheilmitteln behandeln? Es kann ja sein, dass mich so etwas wieder mal ereilt. Danke!"

Therapievorschlag:

Injektionstherapie:
1 Ampulle Mucokehl D5 und 1 Ampulle Sanuvis
zusammen aufziehen, i.m. spritzen. Täglich 4–6 Tage lang.

Zusätzlich:
1 Ampulle Mucokehl D5 und 1,0 ml Procain 1 %
zusammen aufziehen, entlang der entzündeten Vene spritzen.

Lokal:
Zusätzlich einen Quarkwickel über der entzündeten Stelle anlegen, nach 2 Stunden entfernen und Mucokehl D3 Salbe auftragen, 2x am Tag.

Orale Medikation:
Lachesis D30, je 2 Globuli 2x pro Woche lutschen, 4–5 Wochen lang (je nach Besserung)
und Hamamelis Homaccord Tropfen nach Anweisung.

Anschließend Langzeittherapie:
Aesculus Heel Tropfen nach Anweisung, über Monate.

Zusätzlich:
Mucokehl D4 morgens 1 Kapsel
und Nigersan D4 abends 1 Kapsel
über Monate.

Ausleitungstherapien:
Regelmäßige **Aderlässe**, je nach Konstitution

4 **Blutegel** neben (nicht auf) die Vene setzen.

Cave: Während der Mucokehl-Behandlung können keine Blutegel angesetzt werden.

Das Wichtigste: Streng vegetarische **Ernährung**

Rezidivprophylaxe:
Viel Wandern, Laufen, Radfahren, Schwimmen in offenen Gewässern, Barfuß gehen und Treppen steigen.

Eine weitere vorbeugende Maßnahme ist eine **Ozontherapie**, 2x pro Jahr, 10–12 Anwendungen, 2x pro Woche.

Bei chronischer Venenreizung 2x am Tag **Einreibungen mit frisch gelassenem Eigenurin**.

Die **Eigenblutbehandlung** ist eine Umstimmungstherapie und hilft lang anhaltend.
Es wird mit 0,5 ml Eigenblut begonnen, dann auf 1,0 ml und in der 3. Sitzung auf 1,5 ml, in der 4. Sitzung auf 2,0 ml gesteigert, dabei bleibt man dann.
Dem Eigenblut kann man homöopathische Präparate wie Aesculus Injeel, Lachesis Injeel, Pulsatilla Injeel S, Belladonna Injeel S bzw. Hamamelis Injeel hinzugeben, diese bringen zuverlässig Besserung und verhindern die Rückfallgefahr.

Sind Eiweiß-Fasten und Aderlässe bei Diabetes mellitus Typ II sinnvoll?

„In welchen Fällen empfehlen Sie Eiweiß-Fasten und Aderlässe? Wie hoch muss der Hämatokrit, der Blutfarbstoff und die Zahl der roten Blutkörperchen sein? Ich bin Diabetikerin."

Der Hämatokritwert soll nicht höher als 45–46 % sein, der Blutfarbstoff nicht höher als 14,5 g % und die roten Blutkörperchen nicht über 5 Millionen per ml. Dann sollte man mit kleinen Aderlässen, etwa 100 ml, beginnen, und mit Eiweiß-Fasten bis die Werte purzeln.

Verzicht auf Kuhmilch und Kuhmilchprodukte bei Diabetes mellitus Typ II

„Soll ich wirklich Kuhmilch und deren Produkte meiden, ich leide an einer beginnenden diabetischen Nephropathie. Mein Heilpraktiker riet dazu und ich bin mir unsicher."

Meiden Sie Kuhmilch und Kuhmilchprodukte weitgehend. Sie können Ziegenmilch bzw. deren Produkte auf Ihrem Speiseplan stehen haben, besser aber Reismilch, Dinkelmilch oder bevorzugt Hafermilch. Sojamilch und Sojamilchprodukte sollten nicht öfter als 2x pro Woche zum Einsatz kommen.

Wenn Sie Pudding oder Cremespeisen zubereiten wollen, verwenden Sie Sahne mit Wasser verdünnt. Der Eiweißanteil der Sahne beträgt nur 2,5 % und ist damit zu vernachlässigen.

Die Krankheiten finden im Eiweißstoffwechsel statt. Kuhmilch verklebt das Blut, es wird zähflüssig, ebenso dickt die Lymphe ein, Kuhmilch ist schädlich fürs Immunsystem. Folge- bzw. Begleiterkrankungen des Diabetes mellitus Typ II können sich leichter entwickeln.

Eigenblut und dickes Blut (Hämatokrit-Erhöhung)

„Meine Cousine hatte eine Bluteindickung, wie sie immer mal erzählt, und war schlaganfallgefährdet. Ihr Heilpraktiker nahm eine Eigenblutbehandlung vor und vermischte ihr Blut mit homöopathischen Ampullen. Ich habe keinerlei Vorstellung davon. Kann ich so eine Behandlung auch anstreben? Mein Hämatokrit ist auch erhöht, ca. 46 Vol-%. Ich bin 68 Jahre alt und Diabetikerin. Danke!"

Die Eigenbluttherapie geht auf F. Hoff zurück. Sie ist eine Reiz- bzw. Umstimmungstherapie. Der Körper beantwortet jeden Reiz. Die Gegenreaktion des Körpers fällt unterschiedlich aus, je nach dem wie stark der Reiz ist. Eine Zunahme der Immunkörper, eine Anhebung der allgemeinen Abwehrlage erfolgt.

Das Blut fließt in den Gefäßen, gelangt dieses außerhalb des Gefäßsystems so treten vom Körper Abwehrreaktionen auf. Das entnommene Blut, was Antigene, Toxine und eventuell auch bestimmte Bakterien enthält, wird durch die Reizinjektion vom Körper nicht mehr als körpereigen angesehen, sondern als Fremdkörper. Die Abwehrmechanismen werden in Gang gesetzt. Eine chronische Erkrankung wird in einen akuten Zustand zurückgeführt und kann somit heilen. Die Eigenbluttherapie ist mit anderen Naturheilverfahren sehr gut vereinbar. Die Selbstheilung wird angestoßen, ohne die es keine Heilung gibt.

Man kann dem Eigenblut diverse Ampullen hinzufügen, je nach Krankheit. In Ihrem Fall kommen Mucokehl Ampullen in Frage, je nach Konstitution in der Verdünnung D5 oder D6, aber auch homöopathische Ampullen, z. B. Lachesis Injeel, Aurum metallicum Injeel, Apis mellifica bzw. Arsenicum album Injeel, je nach Arzneimittelbild. Ein homöopathischer Arzt findet das richtige Mittel heraus. Ich rate Ihnen zu dieser Behandlung.

Bei chronischen Erkrankungen muss man dringend auf die Intervalle zwischen den einzelnen Behandlungen achten; das Eigenblut wird nur

2x pro Woche appliziert, 5–10 Injektionen, dann weiterhin 1 x pro Woche und dann eventuell alle 14 Tage, je nach Verlauf der Erkrankung.

Bei alten oder geschwächten Patienten beginnt man mit 0,2 ml, steigert auf 0,5 ml, in der 3. Sitzung auf 0,8 ml, in der 4. Sitzung auf 1,0 ml und in der 5. Sitzung auf 1,5 ml, dabei bleibt man dann.

Um die Reaktionsfähigkeit des Körpers nicht zu erschöpfen, sollte die Eigenblutkur einen bestimmten Zeitraum nicht überschreiten. Ein erfahrener Naturheilkundler wählt die entsprechend richtige Arznei für Sie aus und bestimmt die Dosierung des Eigenblutes.

Soja und pflanzliches Eiweiß als Ersatz für Tierprodukte bei Diabetes mellitus Typ II

„Ich bin Diabetikerin mit Folgeschäden an den großen Gefäßen und an den Augen. Ich soll tierisches Eiweiß weitgehend meiden. Jetzt erklärt mir meine Schwester, ich solle genügend Soja in Form von Soja-Pudding, Soja-Schnitzel, Soja-Milch usw. zu mir nehmen, sonst bekäme ich Mangelzustände. Wir streiten ständig wegen der Ernährung."

Auf keinen Fall sollten Sie Sojaprodukte öfter als 2x pro Woche zu sich nehmen. Unsere pflanzlichen Eiweißlieferanten sind: Getreide, Linsen, Bohnen, Erbsen, Nüsse, Samen, jegliches Gemüse. Diese Lebensmittel enthalten genügend Eiweiß. Sie brauchen sich darüber keinerlei Sorgen zu machen.

Angina pectoris bei Diabetes mellitus Typ II

„Meine Mutter, 59 Jahre alt, hat von Zeit zu Zeit Angina pectoris Anfälle. Für den akuten Anfall hat sie vom Hausarzt einen Spray und auch weitere Arznei bekommen. Vorbeugend brauchen wir Hilfe, die Anfälle häufen sich. Bei meiner Mutter macht sich jetzt die Angst breit. DANKE!"

Ganz wichtig ist die **Ernährung**. **Eiweißfasten** ist angesagt. Und der Säure-Base-Haushalt muss in Ordnung gebracht werden (siehe S. 154), denn die „Säure ist die Mutter des Schmerzes" (Johann Abele). Wenn Sie zustimmen möchten, dann empfehle ich Ihnen 4 Wochen die Schnitzer-Intensivkost und anschließend auf die Schnitzer-Normalkost überzugehen. Da haben Sie das Eiweißfasten und die Regulierung des Säure-Base-Haushalts in einem. An **Arznei** empfehle ich Ihnen:

Orale Medikation:
Mucokehl D5 Tropfen, 2x pro Tag je 5 Tropfen, 4 Wochen lang, anschließend
Mucedokehl D5 Tropfen, 2x pro Tag je 5 Tropfen, auch 4 Wochen lang, und anschließend je nach Verlauf von vorne beginnen.

An den Tagen, an denen Injektionen stattfinden, keine orale Gabe einnehmen!

Injektionen:
6–8 Wochen lang 2x pro Woche 1 Ampulle Mucokehl D5 und sanuvis zusammen aufziehen und intramuskulär spritzen, je nach Verlauf nach ca. 8 Wochen 1x pro Woche, eventuell Pause und auf die orale Applikation anschließend übergehen.

Cave: Mucokehl in jeder Form verstärkt die Wirkung der Blutverdünner!

Anwendungen:
Ozon Therapie und **HOT** im Wechsel, im Frühjahr und Herbst, je 10 Sitzungen.

Außerdem eine **Blutegeltherapie**. Durch das Hirudin im Speichel des Blutegels werden Verklumpungen in den Gefäßen aufgelöst, diesmal in den Herzkranzgefäßen. Die Blutegel werden zur Vorbeugung im Kreuzbeinbereich angesetzt. Blutverdünnende Arzneien wie Mucokehl werden in dieser Zeit vorübergehend abgesetzt. Die Zahl der Blutegel und auch die Abstände zwischen den einzelnen Sitzungen besprechen Sie am besten mit Ihrem Arzt oder Heilpraktiker. Der Erfolg lässt nicht lange auf sich warten.

In ganz hartnäckigen Fällen kann man die Blutegel auch über dem „Herzbuckel" auf der linken Schulter ansetzen, aber zur Vorbeugung reicht normalerweise das Ansetzen im Kreuzbeinbereich. Ich habe es über Jahrzehnte so gehandhabt.

Bewegung an der frischen Luft. Laufen, laufen und nochmals laufen ist angesagt. Der Erfolg ist oftmals verblüffend und stellt jede andere Therapie in den Schatten. Dies ist meine Erfahrung aus 50-jähriger Praxistätigkeit (siehe S. 57).

Das postthrombotische Syndrom bei Diabetes mellitus Typ II

„Mein Vater hat ein postthrombotisches Syndrom verbunden mit Schmerzen im Wadenbereich, einer bläulichen Verfärbung der Haut, einem Ödem und Schmerzen bei längerer Belastung. Er ist 67 Jahre alt. Der Hausarzt meinte, ein Ulcus cruris würde sich entwickeln. Können Sie mir helfen bevor es soweit kommt?"

Der Lymphstau muss beseitigt werden mittels einer Injektion aus Mucokehl D5 und sanuvis an die Schmerzpunkte des gestauten Beines, 1 Injektion pro Woche.

Außerdem sollen Lymphosot und Apis Homaccord Tropfen im täglichen Wechsel nach Anweisung zur Anwendung kommen.

Mucokehl D5 Tropfen sollen über dem gesamten Bein eingerieben werden, etwa 8 – 10 Tropfen. täglich.

Zusätzlich:
2 Globuli Lymphorrhoe Nosode D30 SDF (Stauffen Pharma), anfangs 2x pro Woche, später 1x pro Woche.

Weitere Möglichkeiten:
In sehr hartnäckigen Fällen: 1 Ampulle Serum anquillae D200 alle 14 Tage in die Vene spritzen, später alle 3 Wochen bis 1x pro Monat. Ersatzweise können Serum anquillae D200 Globuli geschluckt werden, immer 2–3 Globuli in den oben genannten Zeitabständen.

Ansteigende Fußbäder, Fußsohlenreflexzonen Massage, Regulierung des Säure-Base-Haushalts mit alkala-N bzw. Ernährungsumstellung und Beseitigung einer eventuell bestehenden Obstipation.

Laufen, laufen und nochmal Laufen ist angesagt!

Wenn dann noch Handlungsbedarf besteht, dann sollten von einem Heilpraktiker Blutegel am Kreuzbein angesetzt werden, nicht am gestauten Bein. Dies ist eine ganz zuverlässige Behandlung.

Vorsicht: In dieser Zeit müssen Mucokehl und Blutverdünner abgesetzt werden.

Eiweißfasten und Aderlass bei Gefäßerkrankungen wie Retinopathie, beginnender Nephrosklerose und Gangrän bei Diabetes mellitus Typ II

„Ich bin 65 Jahre alt, Diabetiker Typ II, selbstständig. Jetzt war ich in der Diabetesklinik wegen meines diabetischen Fußes und meiner beginnenden Niereninsuffizienz. Eine Koronarsklerose und eine Retinopathie besteht bei mir auch. Ein Arzt hat zu mir gesagt, es sei 5 vor 12 Uhr. Und das Ärgerliche für mich ist, dass erst jetzt so spät die Diät-Assistentin mir zum Eiweißfasten geraten hat. Die Gefäßkrankheiten seien Folge von Eiweißüberschüssen, sie nahm das Wort Eiweißspeicherkrankheiten in den Mund. Ich fragte sie, warum mir niemand, kein Hausarzt und kein Diabetologe davon etwas gesagt hat. Die Antwort war: „Wissen Sie, die beiden Diäten beißen sich. Es erfordert beste Kenntnisse und äußerste Disziplin diese beiden Ernährungsformen zu kombinieren." Ich bin fertig. Können Sie mir über dieses Thema Hilfe anbieten?"

Ja, die beste Möglichkeit, die übervollen Eiweißspeicher leeren zu können, ist das Anlegen eines Aderlasses, natürlich zusätzlich zum Eiweißfasten. Ein Heilpraktiker oder Naturarzt bestimmt die Menge und die Häufigkeit der Blutentziehung. Ich wünsche Ihnen viel Erfolg!

Eine weitere Hilfe ist von den kleinen Tierchen, den Blutegeln, zu erwarten. Im Kreuzbein in gewissen Abständen immer mal ungefähr 4 Blutegel ansetzen ist ein sehr guter Tipp! Die genaue Vorgehensweise ist von Ihrer Konstitution abhängig.

Beide Therapien können auch abwechselnd zum Einsatz kommen. **Vorsicht**: Während der Blutegeltherapie müssen Blutverdünner abgesetzt werden!

Dekubitus bei Diabetes mellitus Typ II

„Bei meiner Mutter, 68 Jahre alt, Diabetikerin, handelt es sich um ein bisher therapieresistentes Dekubitusgeschwür über dem Steiß. Vielleicht gibt es Hilfe von Ihnen. Sonst fällt mir wirklich nichts mehr ein. Vielen Dank!"

Vorbeugend sind Arnika Salbe und Mucokehl D3 (sanum) Salbe geeignet.
Bei bestehendem Dekubitusgeschwür hilft weitaus am besten eine lokale **Eigenblutbehandlung**, welche ich bei einer Hospitation in der Praxis von Harald Krebs kennenlernen durfte:
2,0 ml Eigenblut und 1 Ampulle Mucokehl D5 werden verschüttelt und in die Wunde hinein gegeben. Die Wunde wird mit einer Wundgaze abgedeckt und zusätzlich mit Mull. Der Verband wird am Anfang täglich, später alle 2 Tage gewechselt. Wenn die Heilungstendenz fortgeschritten ist, kann man mit Calendula Salbe und Mucokehl D3 Salbe weiter behandeln.

Oral: Mucokehl D5 Tabletten, 3x täglich je 1 Tablette im Mund zergehen lassen.

Als weitere Anwendung kommt eine Vitamin C Infusionsbehandlung (nach H. Krebs) in Frage, welche ich in meiner Praxis weiterhin mit Erfolg zur Anwendung brachte.

Therapieschema für Vit.-C Infusionsbehandlung

	1. Woche	2. Woche	3. Woche	4. Woche
MO, MI, FR	200 ml NaCl + 15 g Vit. C	400 ml NaCl + 30 g Vit. C	400 ml NaCl + 30 g Vit. C	400 ml NaCl + 30 g Vit. C

Weitere Möglichkeiten:
Lokal:
Kamillensalbe und Traumeel-Salbe im täglichen Wechsel einreiben.

Oral:
Belladonna Homaccord Tropfen und Arteria Heel N Tropfen, beides nach Anweisung.

Parenteral:
Cutis comp. N Ampullen, Coenzyme comp. und Echinacea comp. Ampullen im Wechsel, nach Anweisung.

Mischspritze:
Circulo Injeel,
Hamamelis Homaccord
Arteria suis Injeel
Vena suis Injeel
jeweils 1 Ampulle zusammen aufziehen, 2–3x pro Woche i.v. spritzen, später 1x pro Woche, je nach Verlauf.

Langzeittherapie:
Lymphomyosot Tropfen nach Anweisung.

Anwendungen:
Die Wunde bei starker Verschmutzung mit Ozon umspritzen oder Beutelbegasung.

Beide Anwendungen helfen sehr gut, über Jahrzehnte habe ich Ozon zur Anwendung gebracht. Man kann auch beide Therapievorschläge im Wechsel anwenden.

Die akute Blasenentzündung

„Blasenentzündung ist meine schreckliche Diagnose, meine Freundinnen essen Eis und ich trinke Blasen-Nieren-Tee. 2x im Jahr kämpfe ich mit dieser Diagnose, ich benötige jedesmal ein Antibiotikum. Gibt es Hilfe aus der Homöopathie? Naturheilkundliche Arzneien und Tees helfen mir nicht wirklich. Danke!"

Homöopathische Einzelmittel ist die Behandlung, welche zum Erfolg führt, da diese Therapie die Selbstheilungskräfte ankurbelt. Ich stelle Ihnen die wichtigsten Arzneien vor, ein erfahrener Homöopath findet für Sie das treffende Mittel. Ein langes Gespräch und eine gründliche Untersuchung sind jedoch vorher nötig.

Eine sehr häufig verordnete Arznei ist **Cantharis vesicatoria** (spanische Fliege). Es ist ein sehr starkes Mittel. Es wird bei unerträglichem Harndrang, Brennen und Schmerzen eingesetzt. Die Schmerzen sind im gesamten Nierengebiet. Der Urin geht tropfenweise ab. Brennen und

Tenesmen, auch beim Stuhlabgang, gehören zum Arzneimittelbild. Ich gebe meist Cantharis D6, stündlich 1 Tablette bis Besserung eintritt, dann seltener. Man kann auch eine andere Verdünnung wählen, D12 oder auch D30, diese Potenzen werden dann seltener eingesetzt.

Ein weiterer Klassiker unter den Blasenmitteln ist **Berberis vulgaris** (Berberitze). Es wird eingesetzt bei häufigem Harndrang, bei Brennen beim Wasserlassen und Schmerzen im gesamten Nierengebiet. Meist wird die Verdünnung D3 eingesetzt, 3 x je 1 Tablette pro Tag.

Sarsaparilla – (Sarsaparilla-Wurzel, ein Liliengewächs aus Südmexiko). Im Arzneimittelbild findet sich ein starker Schmerz beim Wasserlassen. Schmerz im rechten Nierengebiet, Blut im Urin, der Urin fließt spärlich ab. Rheumatische Beschwerden finden sich im Arzneimittelbild. Meist wird die Verdünnung D6 gewählt, 3x am Tag je 1 Tablette.

Dulcamara, Bittersüß, ist eine Arznei, die besonders gut wirkt, wenn es sich um Folgen von feuchtem Wetter handelt oder auch Kälte, besonders wenn diese auf heißes Wetter folgt. Heiße Tage, kalte Nächte begünstigen die Beschwerden. Die Miktion ist schmerzhaft, Abkühlung vertragen die Patienten schlecht. Auch rheumatische Beschwerden melden sich sehr oft. Die Verdünnung D30 wird häufig eingesetzt.

Apis mellifica – Honigbiene. Brennen und Schmerzen am Ende vom Wasserlassen, stechender Schmerz und unwillkürlicher Abgang sind Themen dieses Mittels. Der Urin ist eiweißhaltig und blutig. Häufige Gaben von der Verdünnung D6.

Aconitum napellus – Sturmhut wird im 1. Stadium der Blasenentzündung eingesetzt. Brennen und Schmerz, Unruhe und Angst sind kennzeichnend. Häufig wird die Verdünnung D3 eingesetzt, oft als Einmalgabe.

Nux vomica – Brechnußbaum. Brennen, Schmerzen, häufiges Wasserlassen, tröpfchenweiser Harnabgang und blutiger Urin sind die Themen von dieser Arznei. Die Verdünnung ist D6, alle 2 – 3 Stunden je 1 Tablette lutschen.

Causticum, Hahnemanns Ätzstoff, wird eingesetzt bei unwillkürlichem Urinabgang, z. B. bei Husten und Niesen. Bei Bettnässen und wenn es sich um eine Reizblase handelt, findet Causticum seinen Einsatz. Im Arzneimittelbild von Causticum finden sich sets auch rheumatische

Beschwerden. Häufig entscheide ich mich für die Verdünnung D30, 1 x täglich.

Eupatorium purpureum – roter Wasserhanf. Kälteeinwirkung und Temperaturschwankungen sind die Ursache.

Bei immer wiederkehrenden Entzündungen muss noch die entsprechende Nosode gegeben werden. Es kommen Tuberculinum und Medorrhinum in Frage. Auch dies klärt Ihr Homöopath und Sie werden Ihre chronische Zystitis loswerden.

Wenn Sie im Urlaub sind oder **schnelle Hilfe** brauchen, dann kommt folgende Rezeptur zum Einsatz:

Injektionen:
3 Tage lang 1 Ampulle Notakehl D5 i.m. spritzen. Anschließend 2x pro Woche je 1 Ampulle Notakehl D5, 3–4 Wochen lang, je nach Verlauf.

Oral: 2x pro Tag je 5 Tropfen Notakehl D5 in die Nasenlöcher verteilen.

Anwendungen:
4 Tropfen Notakehl D5 über der Blasengegend einreiben, etwa 4 Wochen lang, dann 14 Tage Pause und nochmals über 4 Wochen einreiben und Notakehl D5 in die Nasenlöcher geben.
Wenn die ersten 4 Wochen verstrichen sind, dann nehmen Sie 2x pro Woche je 1 Kapsel Propionibacterium avidum D5 (internationale Apotheke).

Die Einnahme der sanum-Bakterienpräparate siehe S. 237.

Cholelithiasis – eine Begleiterscheinung des Diabetes mellitus Typ II

„Ich habe Gallensteine, ich wünsche mir, dass nicht noch mehr dazu kommen, bisher sind es 2 Steine. Ich bitte um eine naturheilkundliche Therapie, welche auch meinen Diabetes berücksichtigt. Danke!"

Tee nach F. Viehauser:
Rp.
Fruct. Carvi cont.
Fruct. Foeniculi cont.
Rad. Taraxaci cum herba cc.

Herb. Chelidonii cc.
Herb. Millefolii cc.
Cort. Frangulae cc.
Fol. Sennae cc.
Rad. Cichorii cc.
Herb. Cardui benedicta cc. .... aa 20,0
Flor. Arnicae cc.
Flor. Calendulae cc. .... aa 10,0
Fol. Menthae pip. cc.
Flor. Chamomillae tot.
Cort. Salicis cc .... aa 40,0
M. f. spec. d. s. 4 – 5x eine Tasse pro Tag.

Außerdem:
Phönix Tartarus spag.
1. Tag: 3x 5 Tropfen, 2. Tag: 3x 10 Tropfen, 3. Tag: 3x 15 Tropfen, 4. Tag: 3–4x 20 Tropfen, dabei bleiben, über 6 Wochen.

Zusätzlich:
Cholesterinum D200, 1x je 2 Globuli alle 4 Wochen (am gleichen Wochentag wie beim ersten Mal), insgesamt etwa 5–6 Gaben, und
Calculi bilarii D10, 2x je 1 Tablette/Tag.
Das ist ein Versuch, die Steine aufzulösen.

Aschner-Verfahren:
1 Aderlass von 200–250 ml 1x pro Monat, falls es die Konstitution des Patienten erlaubt. Ein erfahrener Heilpraktiker oder Naturarzt wird die Menge und Länge der Therapie bestimmen.

Nephrolithiasis – eine häufige Begleiterkrankung bei Diabetes mellitus Typ II

„Ich habe jährlich zwei Mal mit Nierensteinen zu tun, mein Diabetes hätte mir schon gereicht. Haben Sie eine naturheilkundliche Behandlung für mich? Danke!"

Injektion:
1 Amp. Mucokehl D5 und 1 Amp. Nigersan D5
zusammen aufziehen, über der betroffenen Niere quaddeln, falls nötig

auch über beiden Nieren, anfangs 2x pro Woche, 2 Wochen lang, dann 1x pro Woche.

Gegen die Schmerzen bei Kolik:
1 Aderlass von 200 – 250 ccm Blut, falls dies zur Konstitution passt.

Zusätzlich die Phönix-Therapie:
Phönix Solidago, 3x je 20 Tropfen pro Tag und Phönix Tartarus, 4x je 20 Tropfen pro Tag

Zusätzlich:
Lithurex Granulat, 3x je 1 Beutel pro Tag
Den ph-Wert des Urins kontrollieren während dieser Therapie (siehe Beipackzettel).

Zusätzlich, falls notwendig, die **Therapie nach N. Enders**, Homöopath: Calculi renalis D10, morgens 1 Tablette lutschen und Rubia tinctorum D1, 3x je 1 Tablette proTag, beides 6 Wochen lang.

Danach:
Hernaria glabra D1, 3x je 1 Tablette pro Tag, 6 Wochen lang.

Zusätzlich: Nierensteintee trinken, Rp.
Herba Anserinae
Fructus Juniperi
Fr. Petroselini
Hb. Hernariae
Rx Taraxaci c. herba .... āā ad 200,0
8–10 Teelöffel mit 1½ Liter kochendem Wasser übergießen, 20 Minuten ziehen lassen und innerhalb von 1½ Stunden trinken, viel bewegen wie z. B. Seil hüpfen, Treppen gehen.

Wenn **Schmerzen oder Druck** zwischenzeitlich in der Niere verspürt wird, **dann**:
Berberis vulgaris D3, 4x je 1 Tablette pro Tag, 5 Tage lang, dann 3x je 1 Tablette pro Tag. Nachdem die Zustände verklungen sind, noch 1 Woche zu 3x täglich je 1 Tablette weitermachen.

Bei Steinabgang:
Arnica D200, 2 Globuli einmalig.

Nach Steinabgang Nierentee (siehe S. 227) trinken, 5 Tassen täglich.

Pityriasis versicolor bei jahrzehntelangem Diabetes mellitus Typ II

„Meine Hautkrankheit heißt Pityriasis versicolor und heilt nicht. Ich habe schon 3 Hautärzte konsultiert, alle meinten, der Diabetes mellitus Typ II würde diese Hautkrankheit auslösen. Der ganze Rücken ist voll und juckt. Wenn's kurzfristig besser ist, gibt es gleich wieder Rückschläge. Haben Sie Hilfe für mich? Danke!"

Therapievorschlag:
Pityriasis Nos. D30 SDF, alle 2 Tage je 2 Globuli lutschen, eventuell **im Wechsel** die Globuli in lauwarmem Wasser auflösen und über dem Herd einreiben.

Zusätzlich:
Sanukehl trich. und Sanukehl myc., **im täglichen Wechsel** 2x je 5 Tropfen pro Tag, in lauwarmes Wasser geben und damit einreiben.

Exmykehl D3 Supp., 2x je 1 Zäpfchen pro Tag rektal einführen, über 2 Wochen.

Citrokehl Tropfen, 1x 10 Tropfen pro Tag, über einige Wochen, bis die Ausheilung erfolgt ist.

Herzinsuffizienz bei langjährigem Diabetes mellitus Typ II

„Meine Mutter, langjährig Diabetikerin, hat eine Herzinsuffizienz, auch leichte Ödeme. Ich bitte um Hilfe, damit die Insuffizienz nicht weiter fortschreitet. Danke!"

Therapievorschlag:
Crataegutt novo 1 Tablette am Tag.

Bei Ödemen:
Natrium chloratum (muriaticum) D6, 3x je 1 Tablette pro Tag, 6 Wochen lang.

Anschließend:
Phosphorus D6, 3x je 5 Tropfen pro Tag oder 3x je 5 Globuli pro Tag, 6 Wochen lang.

Danach Langzeittherapie bei Ödemen:
Cralonin Tropfen, 3x je 20 Tropfen pro Tag, über Monate.

Bei Rhythmusstörungen:
Spongia D6, 3x je 1 Tablette pro Tag, 4 Wochen lang.

Anschließend:
Spartium Ptk H Tropfen nach Anweisung.

Langzeittherapie:
Tromcardin forte nach Anweisung und Q-10 100 mg, 1 Tablette pro Tag, im **täglichen Wechsel**, für weitere Monate.

Vitamin B12 + Folsäure (Hevert), i.v. oder i.m. spritzen, 2x pro Woche ist dringend angeraten.

Bei Schwächeanfällen empfiehlt sich:
Veratrum album D3, 3x je 5 Globuli im Abstand von 10 Minuten
oder:
Herzkraft (Dr. Sieghert) nach Anweisung.

Bei Bedarf zusätzlich:
Rescue Remedy Tropfen, 3x ¼stündlich je 4 Tropfen.

Lokal:
Horvizym Salbe, 2x pro Tag erbsengroß über der Herzgegend und der linken Ellenbeuge **abwechselnd** einreiben, und
Mucokehl D5 Tropfen, 5 Tropfen am Tag über der Herzgegend einreiben.

Beide Präparate im täglichen Wechsel.

Weitere Verfahren:
Leichtes **Ausdauertraining**, Spaziergänge sind empfehlenswert.

Außerdem 1x pro Jahr eine Behandlung mit **Ozon** und 1x pro Jahr eine Behandlung mit **HOT**, jeweils 10 Sitzungen zu 2x pro Woche, am besten **im Wechsel** im Frühjahr und Herbst, wenn sich der Stoffwechsel umstellt.

Ein weiterer Therapievorschlag kommt von der **Horvi-Enzym-Therapie** und wurde in meiner Praxis über Jahre mit bestem Erfolg zum Einsatz gebracht:

Injektionen:
Horvi-Enzym-Horvitrigon forte und Horvi-Enzym-Latromactan – je 2 ml gleichzeitig, **getrennt**, i.m. oder tief s.c. injizieren. Diese Präparate im fortlaufenden Wechsel mit folgenden Präparaten Mo., Mi., Fr., Mo. usw. injizieren.
Horvi-Enzym-Crotalus forte und Horvi-Enzym-Naja mite – 2 ml Crotalus forte zu 3 ml Naja mite gleichzeitig, **getrennt**, i.m. oder tief s.c. injizieren.

Orale Medikationen:
Horvi-Enzym-AP 7 und Horvi-Enzym-Cardox – 3x täglich je 8 Tropfen, im Abstand von 5–10 Minuten perlingual, **vor dem Essen**. Alle Tropfen mindestens 1 Minute im Mund behalten!
Horvi-Enzym-Horvitrigon forte liq. und Horvi-Enzym-Latromactan – an injektionsfreien Tagen, Di. und Sa., 3x täglich je 8 Tropfen im Abstand von 5–10 Minuten perlingual, einige Zeit **nach dem Essen**.
Horvi-Enzym-Crotalus forte liq. und Horvi-Enzym-Naja forte liq. – an injektionsfreien Tagen, Do. und So., 3x täglich je 8 Tropfen im Abstand von 5–10 Minuten perlingual, einige Zeit **nach dem Essen**.

Lokale Therapie:
Horvizym-Salbe – morgens und abends die Herzgegend und beide Armbeugen einreiben.

Wichtige Zusatzmedikation:
Coenzym Q 10, Vitamin E und Selen.

Ohrmykose bei Diabetes mellitus Typ II

„Dieses Ekzem im äußeren Gehörgang bekomme ich seit 8 Monaten nicht mehr los. Pilze sind die Ursache. Haben Sie Hilfe für mich? Danke!"

Lokal:
Allium sativum D2 Tropfen (mittels einer Pipette auftragen) und Pefrakehl D6 Tropfen **im Wechsel**, je nachdem wie groß die Stelle ist, 3–5 Tropfen verteilen, 2x am Tag.

Zusätzlich **alten Urin einreiben**, der mindestens 4 Tage alt ist und in einem abgedeckten Tongefäß gesammelt wurde.

Oral:
Pefrakehl D6, 1x morgens nüchtern 10 Tropfen, über 3–4 Wochen.

Zusätzlich:
Sanukehl cand. D6, nach Anweisung, über 6 Wochen.

Rektal:
Exmykehl D3 Supp., 1 Supp. abends einführen, über 3–4 Wochen.

Bei Rezidiven 4x, im Abstand von 2–3 Wochen, 2 **Blutegel** ans Mastoid setzen. Blutverdünner absetzen!

Diät:
Striktes Verbot von Säugetierfleisch, einschließlich Kuhmilch- und Hühnerei-Produkten!

Chronisch rezidivierende Infektneigung bei Diabetikern

„Ich bin 47 Jahre alt, Diabetikern, und habe keinerlei Abwehr. Rezidivierende Infekte sind bei mir groß geschrieben. Keiner kann mir helfen. Haben Sie Hilfe für mich? Danke!"

Orale Medikationen:
Fortakehl D5, 1x 10 Tropfen morgens und Notakehl D5, 1x 10 Tropfen abends, insgesamt 2 Wochen lang.

Danach von MO – FR:
Mucokehl D5, 1 Tablette morgens, und Nigersan D5, 1 Tablette abends
SA + SO:
Fortakehl D5, 1x 10 Tropfen morgens, und Notakehl D5, 1x 10 Tropfen abends

Zusätzlich von Anfang an:
Sanukehl serra D6, 1x 5 Tropfen täglich in die Ellenbeuge einreiben, und Rebas D4, 2x je 1 Kapsel pro Tag, 10 Tage lang, dann 1x 1 Kapsel am Tag, weitere 3 Wochen.

Außerdem:
3 Wochen nach Beginn der Therapie mit folgender Medikation beginnen:
Utilin D6
Latensin D6
Recarcin D6
im **wöchentlichen Wechsel**, 1 Kapsel pro Woche. Wenn von jeder Sorte 5 Kapseln (= 1 Packung) geschluckt sind (nach 15 Wochen), dann auf die Potenz D4 übergehen und alle 3 Präparate ebenfalls im wöchentlichen Wechsel zu 1 Kapsel pro Woche einnehmen, über weitere 3 Monate.

Die Einnahme der sanum-Bakterienpräparate siehe S. 237.

Weitere Verfahren:
Eine weitere Therapie, falls keine ausreichende Wirkung erzielt wird, ist die Behandlung mit Thymus. In meiner Praxis kam Neythymun oftmals zum Einsatz. Die Abwehr, die Selbstheilung wurde angeregt, die Patienten begannen mit den Spritzen, 2x pro Woche, ca. 8 Wochen lang, 2x pro Jahr, die Tropfen verordnete ich im Anschluss.

Oder Zusätzlich eine Injektionsserie mit Arthrokelan „U" D6 (Holomed) zur Anwendung bringen, mit 0,2 ml beginnen und im Normalfall steigern bis 1,0 ml.

Embolieprophylaxe bei Diabetes mellitus Typ II

„Meine 2 Tanten bekamen nach einer Gallen-Operation eine Lungenembolie. Ich werde voraussichtlich auch operiert, ich habe eine Zyste am rechten Eierstock. Kann man vorbeugen, damit sich kein Embolus, der ein Gefäß verstopft, bildet? Ich habe sowieso schon etwas dickes Blut. Der Hämatokrit-Wert liegt bei 46 Vol. %."

Ja, Sie können ganz prima vorbeugen. Das Wichtigste ist das Eiweißfasten. Beginnen Sie schon jetzt damit, dann sinkt der Hämatokrit-Wert von allein. Ich rate auch zu Aderlässen, zu Beginn 2x pro Woche ein Aderlass à 100 ml, später je nach Verlauf.

Einen **Therapievorschlag der Firma Horvi** kann ich empfehlen, ich hatte während meiner Praxiszeit damit gute Erfolge.

Injektionen:
Horvi-Enzym-Horvitrigon forte und Horvi-Enzym-Latromactan – je 2 ml gleichzeitig, **getrennt**, i.m. oder tief s.c. injizieren. Diese Präparate im fortlaufenden Wechsel mit folgenden Präparaten Mo., Mi., Fr., Mo. usw. injizieren.
Horvi-Enzym-Crotalus forte und Horvi-Enzym-Bitis forte – je 2 ml gleichzeitig, **getrennt**, i.m. oder tief s.c. injizieren. Bei Lungenembolie statt dem Bitis forte das **Horvi-Enzym-Elaps forte** einsetzen.

Orale Medikation:
Horvi-Nukleozym Comp. 9 und Horvi- Nukleozym Comp. 20 – 3x täglich je 8 Tropfen, im Abstand von ca. 5–10 Minuten perlingual, **vor** dem Essen. Alle Tropfen mindestens 1 Minute im Mund behalten!
Horvi-Enzym-Horvitrigon forte liq. und Horvi-Enzym-Latromactan liq. – an injektionsfreien Tagen, Die. und Sa., 3x täglich je 8 Tropfen, im Abstand von ca. 5–10 Minuten perlingual, einige Zeit **nach** dem Essen.
Horvi-Enzym-Crotalus forte liq. und Horvi-Enzym-Bitis forte liq. – an injektionsfreienTagen, Do. und So., 3x täglich je 8 Tropfen, im Abstand von ca. 5–10 Minuten perlingual, einige Zeit **nach** dem Essen. Bei Lungenembolie statt den Bitis forte liq. das **Elaps forte liq.** einsetzen.

Eine weitere Prophylaxe, welche zuverlässig hilft und unproblematisch ist, was die Applikation betrifft:
Lachesis D12, 2x täglich je 1 Tablette lutschen, 2–3 Wochen lang, z. B. nach einer Operation.

Zusätzlich:
1 Ampulle Mucokehl D5, i.v. oder i.m spritzen, 5 Tage vor einer Operation.

3 Tage vor einer Operation:
Mucokehl D3 Salbe auf die Beine einreiben

Bei langer Bettlägerigkeit:
Mucokehl D3 Salbenverbände und 1 Ampullle Mucokehl D5, i.m. spritzen, 2x pro Woche

Weitere Verfahren:
- Beine hochlagern
- Ginkgo Präparate
- Ananas und Knoblauch, die auch blutverdünnend wirken, essen.

Orale Medikation
Blutgefäßtropfen CM, nach Anweisung, über 6–8 Wochen

Anschließend:
sankombi Tropfen nach Anweisung.

Hypertonie bei Diabetes mellitus Typ II

„Diabetes und Hypertonie sind meine Diagnosen. Ich hätte gerne Hilfe aus der Naturheilkunde. Danke!"

I Blutentziehende Maßnahmen:
Entweder 4 **Blutegel** im Nacken ansetzen, alle 2–3 Wochen, 3x insgesamt. Im späteren Verlauf alle 6 Wochen über 3 Monate, bzw. **Aderlässe** 1x pro Woche: 150–200 ccm, 6x insgesamt. **Wichtig:** Während dieser Behandlung eventuelle Blutverdünner absetzen!

Zusätzlich orale Medikation:
Natrium chloratum D6, 4x je 1 Tablette pro Tag bis zur Besserung, dann 3x je 1 Tablette pro Tag, über Wochen.

Bei Patienten mit **hochrotem Kopf** und cholerischem Temperament **statt** Natr. chlor. D6:
Phönix Aurum spag., nach Anweisung.

Anschließend:
Glonoinum Hom. und Melilotus Hom. im täglichen Wechsel, nach Anweisung.

II Außerdem ist eine **Eigenblutbehandlung** sinnvoll. 8 Wochen lang 2x pro Woche je 1 Ampulle Mucokehl D5, D6, je nach Konstitution mit 2 ml Eigenblut i.m. spritzen.

Im weiteren Verlauf kommt ein Präparat von **sanum** in Frage: Aspergillus oryzae D6, 1x am Tag 10 Tropfen vor dem Frühstück.

Eine salz- und eiweißarme **Diät** ist selbstverständlich.

Nicht vergessen:
Die Heilkraft des Wassers ist immens! Vertrauen Sie sich einem Kneipp-Arzt an bzw. fahren Sie einmal nach Bad Wörishofen und erlernen Sie dort die Techniken und Anwendungen, welche für Sie speziell geeignet sind. Knie- und Schenkelgüsse, Wassertreten und aufsteigende Bäder

sind bei Hypertonie zu empfehlen. Die Stärke und die Häufigkeit der Anwendungen hängen von Ihrer Gesamtkonstitution ab. Es wird von einem erfahrenen Kneipp-Arzt alles individuell dosiert. Zu Hause können Sie die Anwendungen dann weiterhin selbst durchführen.

Ich konnte mich während meiner 50-jährigen Tätigkeit von der Heilkraft des Wassers überzeugen. Viel Erfolg!

Thrombozythämie bei Diabetes mellitus Typ II

„Thrombozythämie heißt diese schreckliche Diagnose, welche ich vorgestern gesagt bekam. Mein Hausarzt sagt, es sei eine Begleiterkrankung des Diabetes bei mir. Gibt es aus der Naturheilkunde Hilfe? Danke!"

Orale Medikation:
Phosphor Homaccord Tropfen (Heel) nach Anweisung.

Falls dies nicht zum gewünschten Erfolg führt, bietet sich eine **Horvi-Therapie** an, entnommen dem Horvi-Enzymed-Rezeptierbuch und mehrfach mit sehr gutem Erfolg in meiner Praxis eingesetzt.

Injektionen:
Horvi-Enzym-C 33 und Horvi-Enzym-Mokassin forte – je 2 ml gleichzeitig, **getrennt**, i.m. oder tief s.c. injizieren. Diese Präparate im fortlaufenden Wechsel mit folgenden Präparaten MO, MI, FR, MO usw. injizieren:
Horvi-Enzym-C 300 und Horvi-Enzym-Crotalus forte – je 2 ml gleichzeitig, **getrennt**, i.m. oder tief s.c. injizieren.

Orale Medikation:
Horvi-Nukleozym comp. 9 und Horvi-Enzym-X 44 – 3x pro Tag je 8 Tropfen im Abstand von 5–10 Minuten auf der Zunge zergehen lassen, **vor dem Essen**.
Horvi-Enzym-C 33 liq. und Horvi-Enzym-Mokassin forte liq. – an injektionsfreien Tagen, DI + SA, 3x pro Tag je 8 Tropfen im Abstand von 5–10 Minuten auf der Zunge zergehen lassen, **nach dem Essen**.
Horvi-Enzym-C 33 und Horvi-Enzym-Russelli forte liq. – 2x pro Woche (z. B. DI + FR), 1x pro Tag je 8 Tropfen im Abstand von 5–10 Minuten auf der Zunge zergehen lassen, **nach dem Essen**.

Horvi-Enzym-Horvitrigon forte liq. und Horvi-Enzym-Mokassin forte liq. – 2x pro Woche (z. B. MO + DO), 1x pro Tag je 8 Tropfen im Abstand von 5–10 Minuten auf der Zunge zergehen lassen, **nach dem Essen**.

Zwei ganz wichtige Anwendungen sind der **Aderlass** und die **Blutegeltherapie**. Die Anzahl der Aderlässe, die Abstände zwischen den einzelnen Sitzungen und auch die Menge des zu entziehenden Blutes, sowie wie viele Tierchen angesetzt werden sollten muss ein erfahrener Naturarzt bzw. Heilpraktiker festlegen. Das richtet sich nach Ihrer jeweiligen Konstitution (siehe S. 144 und 145).

Bluthochdruck, sanum-Therapie und Horvi-Enzym-Therapie

„Ich musste meiner Schwester beim Packen helfen, sie geht für 4 Wochen zur REHA wegen des Zustands nach einer Operation des rechten Hüftgelenks. Da kamen mir Arzneien wie Mucokehl D4 Kapseln und Horvi-Enzym-Crotalus forte Ampullen in die Finger. Nach Befragen antwortete sie mir, diese Arzneien seien gegen ihren erhöhten Blutdruck. Bis vor 3 Monaten hat sie Mucokehl D4 Kapseln genommen und noch weitere Präparate der Firma sanum. Zur Zeit bekommt sie Spritzen von der Horvi-Enzym-Therapie, diese sollten auch in der REHA fortgesetzt werden. Ich habe auch einen erhöhten Blutdruck ca. 170/100 mmHg und nehme Betablocker, außerdem bin ich Diabetikerin. Ist so eine Anwendung auch für mich gut? Es sind anscheinend Naturmittel, die würde ich chemischen Arzneien vorziehen."

Beide Behandlungsmethoden sind gut und mobilisieren die Selbstheilungskräfte. Die sanum-Therapie ist außerdem eine Regulationstherapie. Der Säure-Base-Haushalt wird als erstes in Ordnung gebracht und dadurch können die Selbstheilungskräfte besser zur Wirkung kommen. Wenn Sie es mit der **sanum-Therapie** versuchen wollen, dann rate ich Ihnen 8 Wochen lang, 2x pro Woche, Mucokehl D5 1 Ampulle, intravenös spritzen zu lassen und zusätzlich 1 Ampulle Mucokehl D5 intramuskulär. Nach diesen 8 Wochen sollte als Langzeittherapie Mucokehl D4 als Kapsel 1x morgens Einsatz finden und abends 1 Tablette nigersan D5. Von Anfang an soll Aspergillus oryzae von sanum in Form von Tropfen eingenommen werden, 1x 10 Tropfen pro Tag vor dem Frühstück.

Eine weitere Medikation von Anfang an ist Natrium chloratum D6, 3x pro Tag je 1 Tablette lutschen, ebenfalls als Langzeittherapie.

Vorsorge bei Hypertonie
Streng vegetarische Kost, wenig Kochsalz, Bewegung an der frischen Luft in Form von Ausdauertraining, d. h. Wandern und Schwimmen in offenen Seen.

Die **Horvi-Enzym-Therapie** hilft auch gut, ich habe über Jahrzehnte mit dieser Art der Behandlung sehr gute Erfolge gehabt. Folgende Arzneien kommen zum Einsatz:

Injektionen:
Horvi-Enzym-Crotalus forte und Horvi-Enzym-Naja mite – 2 ml Crotalus forte und 3 ml Naja mite gleichzeitig, **getrennt**, i.m. oder tief s.c. injizieren, wobei dem Crotalus forte jeweils 1 ml **Horvi-C 4** beigemischt werden sollte. Diese Präparate im fortlaufenden Wechsel mit folgenden Präparaten Mo., Mi., Fr., Mo. usw. injizieren:
Horvi-Enzym-Triturus und Horvi-Enzym-Latromactan – je 2 ml gleichzeitig, **getrennt**, i.m. oder tief s.c. injizieren.

Orale Medikationen:
Horvi-Enzym-AP 7 und Horvi-Nukleozym Comp. 11 – 3x täglich je 8 Tropfen, im Abstand von ca. 5 bis 10 Minuten perlingual, **vor dem Essen**. Alle Tropfen mindestens 1 Minute im Mund behalten!

Wichtige Zusatzmedikation: Coenzym Q 10.

Erhöhter Homocysteinwert und Diabetes mellitus Typ II

„Ich bin Diabetikerin und habe einen erhöhten Homocysteinwert. Mein Hausarzt meint, es sei ein Schlaganfallrisiko. Wie bekomme ich den Homocysteinwert runter?"

Therapievorschlag:
Injektionen:
Vitamin B12 + Folsäure Hevert, i.v. spritzen, 3x pro Woche, später 2x pro Woche.
Zusätzlich ein Vitamin B Präparat oral.

Außerdem:
sanuvis D2, 3x pro Tag je 5 Tropfen und sankombi Tropfen, 2x pro Tag je 5 Tropfen in der 1. Woche, ab der 2. Woche 2x am Tag je 10 Tropfen, über Monate.

Hypertensive Krise bei Diabetes mellitus Typ II

„Ich bin Diabetikerin, außerdem habe ich als Begleiterkrankung einen hohen Blutdruck, immer wieder kommt es zu Spitzenwerten (RR 200/120 mmHg), dass es mir Angst macht. Gibt es in einer solchen Situation Hilfe aus der Naturheilkunde?"

Blutdruckkrise

Oral:
Glonoinum D3 (Weleda) – bei sehr schwachen, alten Menschen: Glonoinum D4, jeweils 10–15 Tropfen auf der Zunge zergehen lassen, 10 Minuten warten, dann wieder den Blutdruck messen. Eventuell 5 Tropfen nachgeben. Der Blutdruck normalisiert sich sehr schnell.

Eventuell 1x **Aderlass** von 100–150 ccm, je nach Konstitution.

Unbedingt **salzarm** essen!

Um Rückfälle zu vermeiden: 1x im Monat 4 **Blutegel** neben der Halswirbelsäule ansetzen, falls es die Konstitution erlaubt.

Noch einmal eine **Anwendung** bei einem **akuten Stimmungstief**, auch ohne besonderen Anlass:
Kleine **Kneipp-Anwendungen**, die erfrischend und belebend wirken, wie z. B. ein Armguss, ein Gesichtsguss oder Wassertreten, da kaltes Wasser hilft.

Genauso wirkt ein **Fußmarsch** von ½ Stunde oder mehr. Probieren Sie es aus bevor Sie zu Arzneien greifen.

Oral:
Rescue Remedy Tropfen, 2x je 4 Tropfen unter die Zunge geben im Abstand von ¼ Stunde, eventuell den Vorgang nach 1 Stunde wiederholen (siehe S. 222).

Oder:
Calmvalera Tropfen, morgens und abends je 40 Tropfen.

Weitere Anwendung nach Maria M. Kettenring:
2–3 Tropfen Lemongrass auf ein Taschentuch geben, daran riechen. Dies belebt und macht gute Stimmung.
Oder: eine Mischung für die Duftlampe:
2 Tropfen Cajeput, 3 Tropfen Zitrone und 1 Tropfen Orange.

Ein Tipp, welcher schon oft geholfen hat:
Basentee nach Dr. Rau trinken (siehe S. 226).

4 Mit Diabetes in den Urlaub

Trotz Diabetes den Urlaub genießen

„Ich bin insulinpflichtig und möchte mit meiner Schwester, die auch Diabetikerin ist, in Urlaub fahren. Auf was sollen wir achten? Gibt es prinzipiell Tipps und auch Hilfen Ihrerseits? Bei mir sind Naturheilmittel groß geschrieben."

Ja, entscheiden Sie sich am besten für einen Urlaub in einem Gebiet, z. B. Mittelgebirge, wo es sich nicht um ein Reizklima handelt. Die Krankenkassen geben Ihnen zuverlässig Auskunft. Meiden Sie zu große Hitze, vor allem, wenn diese lange andauert, z. B. mehrere Tage. Die Blutzuckerwerte können ansteigen. Von Transkontinentalflügen mit Zeitumstellung rate ich ab. Die Blutzuckerwerte entgleisen schnell. Auch allzu lange Autofahrten, manchmal sogar an heißen Tagen, führen zu Unterzuckerung. Pausen und Blutzuckerkontrollen sind wichtig.

Die fremde Küche im Urlaub kann auch Probleme bereiten. Darauf müssen Sie vorbereitet sein!

Bei ersten Anzeichen von **Hypoglykämie** lutschen Sie bitte 3x im Abstand von 10 Minuten je 5 Globuli Veratrum album D3 und geben zusätzlich 2x je 4 Tropfen Rescue Remedy auf die Zunge bzw. auf die Innenseite der Unterlippe. Nach der zweiten Gabe von Veratrum album D3 sind die hypoglykämischen Symptome meist verschwunden.

Schwindel bei hypoglykämischen Zuständen

„Ich habe etwas Angst vor den Schwindelattacken – bedingt durch Unterzuckerung –, wenn ich im Urlaub bin und mich vielleicht gerade auf einer Wanderung befinde. Haben Sie da auch einen naturheilkundlichen Tipp für mich? Danke!"

Ja, wenn Sie die ersten Anzeichen von Unterzuckerung verspüren und sich die Schwindelattacken anbahnen, dann lutschen Sie 2x im Abstand von ¼ Stunde je 3 Globuli Veratrum album D30 und zusätzlich alle 10 Minuten 1 Tablette Tabacum D6. Nach kurzer Zeit sind die Symptome verschwunden.

Sonnenallergie und Unterzuckerung

„Sonnenallergie und als Folge Unterzuckerung sind wichtige Themen bei mir. Gibt es naturheilkundliche Hilfe? Danke! Ich möchte mit meiner Familie in den sonnigen Süden fahren. Ich passe natürlich auf."

Gegen die Sonnenallergie gibt es Hilfe aus der **Homöopathie.**

Bei Exposition:
Natrium muriaticum D200, einmalig 2 Globuli, eventuell nach 2 Stunden noch 1x wiederholen.

Einreibungen mit frischem Eigenurin, Rescue Remedy Salbe oder Notakehl D3 Salbe.

Die Arznei Natrium muriaticum D200 verhindert die Unterzuckerung weitgehend, sollte es dennoch zu erniedrigten Werten kommen, dann lutschen Sie bei den ersten Anzeichen 2x je 5 Globuli Veratrum album D3 im Abstand von 10 Minuten und geben 2x je 4 Tropfen Rescue Remedy (Notfallmittel nach Dr. Bach) auf die Zunge. Die Sonnenallergie und die Unterzuckerung sind schnell vergessen.

Versorgung von Brandwunden

„Ich habe immer Angst vor Antritt der Urlaubsreise, dass ich mal eine Brandwunde erleide und dass diese dann nicht mehr heilt. Besonders um meine Füße mache ich mir Sorgen. Da hatte ich mal mit einer schlecht heilenden Wunde zu tun. Ich bitte um Hilfe. Danke!"

Lokal: Notakehl Salbe D3 und Rescue Remedy Salbe **im Wechsel** auftragen.
Zusätzlich: die Stelle mit frischem Urin übergießen.
Oral: Cantharis D200, 2x je 2 Globuli pro Tag.

Insektenstiche im Urlaub

„Ich bin Diabetikerin und ziehe die Insekten geradezu an. Meine Mutter sagt, es sei die Ausdünstung der Haut, aber was mache ich, wenn im Urlaub beim Wandern z. B. die Insekten mich plagen? Gibt es Hilfe?"

Grundsätzlich ist es wichtig, dass die Haut bedeckt ist, lange Ärmel und lange Hosen sollen stets getragen werden. Und wenn es dennoch zu Insektenstichen kommt, dann empfehle ich folgende Medikation:

Oral:
Ledum D30 und Apis mellifica D30, jeweils 3 Globuli im Abstand von ungefähr 1 Stunde lutschen.

Lokale Medikation:
Notakehl D5 Tropfen und Rescue Remedy Tropfen, im **stündlichen Wechsel**, je 2 Tropfen auf die Stichstelle träufeln **oder stattdessen:** etwas angewärmten, frisch gelassenen **Eigenurin** auf die warme Handinnenfläche geben, einmassieren, bis die Haut an der Stichstelle wieder trocken ist.

Zusätzlich oral:
Wenn **Komplikationen** *auftreten, Erythem, starke Schwellung usw.*
Myristica sebifera D4, 5x je 1 Tablette am 1. Tag, dann 4x je 1 Tablette, 1–2 Tage lang, später 3x je 1 Tablette pro Tag.

Bei Infektionen:
Injektionstherapie:
1 Amp. Notakehl D5 und 1 Amp. Pefrakehl D6, beide zusammen aufziehen, i.v. spritzen.
Zusätzlich 1 Amp. Notakehl D5 i.m. spritzen.

Zusätzlich oral:
Lachesis D12, 3x je 1 Tablette am 1. Tag, dann 2x je 1 Tablette pro Tag, bis Beschwerdefreiheit eintritt.

Chronisch rezidivierende Schmerzanfälle nach Herpes zoster Infektion

„Im Urlaub sollte ich doch eine Arznei dabei haben, welche mir hilft, wenn die Schmerzanfälle nach einer Herpes zoster Infektion im Brustbereich auftreten. Wir fahren mit Freunden in den Süden, und in den ersten Urlaubstagen kommen immer Anfälle. Danach beruhigt sich alles wieder. Schmerztabletten vertrage ich nicht, zu Hause lege ich mich hin, ziehe mich für 1–2 Tage zurück, aber im Urlaub will ich nicht so auffällig sein. Gibt es aus der Naturheilkunde Hilfe?"

Orale Medikationen:
Ranunculus bulbosus D4 und Rhus toxicodendron D6, im täglichen Wechsel, anfangs bei starken Effloreszenzen und Schmerzen, 4–5x pro Tag je 1 Tablette, 1–2 Wochen lang, dann 3x pro Tag je 1 Tablette.

Sollten die Schmerzen sehr stark sein und nicht weichen, dann trinken Sie 2–3x pro Tag je 1 Ampulle Serpalgin von der Firma Horvi-Enzymed.

Stolonikehl D6 (sanum) Tropfen können zusätzlich in die Ellenbeuge eingerieben werden. Diese Maßnahme hat sich in meiner Praxis bestens bewährt.

Einreibung mit grifokehl D5 (Holomed, sanum) ist ratsam, je nachdem wie groß der Bereich ist, 2x je 5–10 Tropfen pro Tag.

Weitere Hilfen bieten die Traumeel Salbe, Aconit Schmerzöl, Tegarome du Docteur Valnet und Notakehl D3 Salbe. Das Leitmittel bleibt grifokehl D5.

Kreislaufbedingter Schwindel

„Von Zeit zu Zeit habe ich kreislaufbedingten Schwindel. Meine Blutzuckerwerte, ich bin Diabetikerin, sind dann ganz in Ordnung. Bei Wetterwechsel, bei Wind kommen diese Zustände gehäuft vor. Im Urlaub möchte ich damit nichts zu tun haben. Wir gehen mit Freunden wandern. Da kann ich so etwas nicht brauchen. Können Sie mir helfen? Danke!"

Therapievorschlag:
Veratrum album D3, 4x je 5 Globuli über den Tag verteilt; die beiden ersten Gaben im Abstand von 10 Minuten, anschließend über 1–2 Wochen bei Bedarf je 5 Globuli, 3x am Tag bis zu stündlich.

Rescue Remedy Tropfen, 3x je 4 Tropfen pur auf die Zunge im Zeitabstand von 15 Minuten. Eventuell nach 2 Stunden nochmals wiederholen.

Zusätzliche Injektionstherapie:
1 Ampulle Vertigoheel, 1–2x pro Tag, bis Besserung eintritt.

Weitere Möglichkeiten:
Tebonin intens, 1x 1 Tablette am Tag, und Cocculus Olplx nach Anweisung.

Zeckenbiss und Diabetes mellitus Typ II

„Wir fahren in ein Zeckengebiet. Zum Glück hatte ich noch nie einen Zeckenbiss, aber was mache ich, wenn der Fall einmal eintritt? Danke!"

Sofort nach dem Zeckenbiss:
1 Ampulle Notakehl D5 i.v. spritzen und 1 Ampulle Notakehl D5 i.m. spritzen. (Vor dem Urlaub besorgen).

Die Bissstelle mit frisch gelassenen, warmem **Eigenurin** mit der warmen Handflache einmassieren, bis die Haut an der Bissstelle trocken ist.

Wenn das nicht gewünscht wird:
Notakehl D5 Tropfen und Rescue Remedy Tropfen **im Wechsel** einreiben.

Nosodentherapie:
Borrelia Nos. D30 (Stauffen Pharma)
Zeckenbissfieber Nos. D30 (Stauffen Pharma)
Ledum D200 (DHU oder Stauffen Pharma)
Meningococcus Nos. D30 (Stauffen Pharma)
FSME D30 (Stauffen Pharma)
jeweils 2 Globuli im Abstand von einigen Minuten lutschen, sobald sich der Patient in der Praxis meldet.

Bildet sich trotzdem ein **Erythem** an der Bissstelle, dann **zusätzlich**: Myristica sebifera D4, 4x je 1 Tablette pro Tag, 2 Tage lang, bis die Rötung verschwindet, dann 3x je 1 Tablette pro Tag für weitere 2–3 Tage.

Bei drohender **Blutvergiftung**:
statt Myristica sebifera D4 **Lachesis D12**, 2x je 1 Tablette pro Tag.

Sofortige Vorstellung beim Arzt wegen eventueller FSME Impfung und eventueller Antibiotika-Gabe!

Fremde Küche

„Bei Nahrungsmittelunverträglichkeit, was im Urlaub leider doch immer mal wieder vorkommt, leide ich unter Völlegefühl, Sodbrennen, Bauchschmerzen und Blähungen. Kann ich mir da mit einer homöopathischen Arznei helfen? Danke!"

Arsenicum album D30
Nux vomica D30
Lycopodium D30
Chamomilla D30
Von diesen 4 Arzneien sollen Sie im Abstand von ½ Stunde je 3 Globuli lutschen. Die Beschwerden lassen schnell nach.

H+S Magen-Darm-Tee mild hilft zusätzlich gut.

Brechdurchfall

„Brechdurchfall kann ich als Diabetikerin im Urlaub nicht brauchen. Können Sie mir eine schnell wirkende naturheilkundliche Arznei für den Notfall geben?"

Ja, ich gebe Ihnen einen homöopathischen Vorschlag, welcher zuverlässig hilft.

Ipecacuanha D30, 2x je 2 Globuli pro Tag
Arsenicum album D30, 1 – 2x pro Tag je 2 Globuli
Salmonella D30, 1 – 2x pro Tag je 2 Globuli

Selbstverständlich sind vermehrte Blutzuckerkontrollen nötig und eine entsprechende Insulinanpassung. Außerdem sind geriebene Äpfel, Traubenzucker, Bananen, 2 TL Honig, Salzgebäck, Schwarztee mit 1 Prise Salz, Bouillon und überhaupt genügend Flüssigkeitszufuhr zu empfehlen.

Bluterguss, Quetschwunden, Zerrung bei Diabetikern

„Ich hatte schon mehrfach im Urlaub einen Bluterguss und auch 2x eine Quetschwunde. Ich bin Diabetikerin. Die Heilung war jedes Mal sehr verzögert. Gibt es Hilfe aus der Naturheilkunde? Ich passe jetzt besser auf. Danke!"

Arnica D200 und Hypericum D30, jeweils einmalig 2 Globuli lutschen, im Abstand von 10 Minuten.

Rescue Remedy Salbe, Traumeel Salbe oder frischen Eigenurin über der Stelle einreiben.

Kostumstellung – in fremden Ländern

„Ich bin Diabetiker und wir fliegen nach Ägypten. Gibt es etwas, das ich vorbeugend einnehmen kann?"

Ja, hier ein **Therapievorschlag**:
Okoubaka D30, 2x pro Tag je 1 Tablette bzw. je 2 Globuli einnehmen, damit 2 Tage vor Reiseantritt beginnen.

Von Transkontinentalflügen und einem Aufenthalt in einem Reizklima rate ich ab. Auch Höhenunterschiede können nicht ohne Probleme bewältigt werden. Die Adaptionsfähigkeit ist im Alter und bei langjährigem Diabetes sehr gemindert. Die Regulationsmechanismen funktionieren nicht mehr optimal, auch die Abwehrbereitschaft ist stark reduziert.

Flugangst

„Ich bin Diabetikerin und habe schreckliche Flugangst, ich bekomme schon 2 Tage vorher Durchfall."

2 Tage vor Abflug: Gelsemium D200, 2 Globuli einmalig.

Zusätzlich:
Rescue Remedy Tropfen, 3 Tage vor dem Flug bis 2 Tage danach 4x je 4 Tropfen pro Tag auf die Zunge oder auf die Innenseite der Unterlippe träufeln und im Mund zergehen lassen.

Nasenbluten, akut bei Diabetes und Hypertonie

„Das Nasenbluten kommt ohne Anmeldung. Ich bin Diabetiker und habe schwankende Blutdruckwerte. Ich bekam schon öfters im Urlaub starkes Nasenbluten, wahrscheinlich durch den Klimawechsel bedingt. Haben Sie für den Notfall Arznei für mich?"

Ja, hier zwei Möglichkeiten:

Oral:
Phosphorus D200, alle 10 Minuten je 2 Globuli bis zum Stillstand. Eventuell zusätzlich Calvakehl D3 (sanum) nach Anweisung (jedoch meist nicht mehr nötig).

Lokal:
Hier eine erfolgreiche Variante:
Horvi-Enzym-Russelli forte – 1 ml auf Watte geben und diese in die Nasenlöcher stopfen.

Sonnenbrand

„Im Sommer ist Sonnenbrand immer ein Thema von mir. Haben Sie naturheilkundliche Hilfe für mich? Ich bin Diabetikerin."

Therapievorschlag:
Mit Eigenurin einreiben oder Notakehl D3 Salbe und Rescue Remedy Salbe **im Wechsel**.

Wenn die **Haut feuerrot** ist:
Belladonna D200, 2 Globuli einmalig.

Bei **Blasen**:
Cantharis D200, 2x am Tag je 2 Globuli.

Übermüdung, akut, auf Reisen

„Bei langen Autofahrten werde ich immer sehr schnell müde. Ich bin Diabetikerin. Ich will nicht wie meine Familie Cola trinken. Haben Sie etwas für mich?"

Ja, es gibt viele Möglichkeiten, um hier nur fünf zu nennen:

1. Vitamin C, 1–2 g
2. Birkenholzöl: 2 Tropfen auf ein Papiertaschentuch geben und einatmen.
3. Bach-Blüte Hornbeam: 1 Tropfen aus der Stock bottle auf die Innenseite der Unterlippe geben, eventuell mehrmals.
4. Mucokehl D5: je 1 Tropfen über jeder Schläfe einreiben, zusätzlich 1 Tropfen über der Stirn.
5. Lemongrass: 1–2 Tropfen auf ein Papiertaschentuch geben und einatmen (Tipp von Maria M. Kettenring).

Blasenentzündung im Urlaub nach Baden in offenen Seen

„Dies ist mein Problem, wir fahren mit Freunden in Urlaub, in den Schwarzwald und gehen Wandern auch Schwimmen in offenen Gewässern. Das Wasser ist sehr erfrischend und wird auch von allen genossen, aber ich vertrage die Kälte manchmal nicht. Ich bekomme fast jedes Mal eine Blasenentzündung. Ich nehme immer ein Antibiotikum mit in den Urlaub, ich bin Diabetikerin und muss vorsichtig sein, d. h. bei den ersten Anzeichen Medikamente einnehmen. Gibt es aus der Naturheilkunde auch Hilfe?"

Ja, wenn die Entzündung von der Kälte kommt, dann lutschen Sie 2x pro Tag je 3 Globuli Eupatorium purpureum D30 und nehmen 5x am Tag je 10 Tropfen Notakehl D5 bis zur Besserung, dann nur noch 2x am Tag je 10 Tropfen über 2–3 Wochen, je nach Befund. Ein Stäbchentest gibt Auskunft über die Entzündung (Combur 5 Test).

Trinken Sie 2–3 Liter abgekochtes, lauwarmes Leitungswasser pro Tag. Dies hilft besser als Blasen-Nieren-Tee.

Wespenstich im Urlaub

„Vor einem Wespenstich im Urlaub habe ich Angst, ich bin Diabetikerin. Wie kann ich mir helfen, wenn ich tatsächlich gestochen werde?"

Therapievorschlag:
Cabro vespa D200 – 2 Globuli einmalig und
Notakehl D3 Salbe und Eigenurin im Wechsel einreiben.

Bei infizierten Stichwunden:
Myristica sebifera D4, anfangs 5x je 1 Tablette pro Tag, dann 3x je 1 Tablette am Tag.

Kleine Wunden, Schürfwunden im Urlaub

„Wenn ich mir im Urlaub beim Sport bzw. Wandern eine kleine oberflächliche Wunde (Schürfwunde) zuziehe, wie versorge ich mich? Ich bin Diabetikerin. Danke!"

Notakehl D3 Salbe und Calendula Salbe **im Wechsel** einreiben. Ebenso Rescue Remedy Tropfen (Notfallmittel nach Dr. Bach) um die Wunde einreiben. Eventuell diese Tropfen auch auf die Zunge träufeln, bis zu 4x am Tag je 4 Tropfen.

Geeignete Schmerzmittel bei Diabetes mellitus Typ II

„Die üblichen Arzneien wie ASS 500 mg, Diclofenac und Ibuprofen sind nicht gut geeignet für Diabetiker. Können Sie mir aus der Naturheilkunde eine zuverlässige Arznei gegen Schmerzen nennen, welche keine Nebenwirkung hat? Ich fahre in zwei Wochen mit meiner Familie in Urlaub."

Die Firma Horvi-Enzymed hat ein wunderbares Präparat, welches bei allen Schmerzen hilft. Es handelt sich um Serpalgin in Tropfenform, Ampullen und Salben. Bei leichten bis mittelstarken Schmerzen geben sie 3x je 8 Tropfen auf die Zunge, bei stärkeren Schmerzen trinken Sie 2–3x pro Tag 1 Ampulle Serpalgin.

Atypische Gesichtsneuralgie – anfallsartige Schmerzen

„Ich habe immer wieder lästige Neuralgien im Gesicht. Die Diagnose heißt atypische Gesichtsneuralgie. Wenn ich Wind abbekommen habe, ist es besonders hartnäckig, dann habe ich nachts neuralgische Schmerzen auf der einen Gesichtshälfte, welche besonders viel Wind bzw. Zugluft abbekommen hat. Die Schmerzen strahlen zum Ohr hin aus, manchmal tut das ganze Ohr weh. Ich kann auf der betroffenen Seite nicht mehr liegen. Das ist alles sehr lästig, ich kann mich im Urlaub nicht recht schützen. Wir gehen mit Freunden Wandern und Schwimmen, meist kommen die Anfälle nachts. Können Sie mir helfen? Danke!"

Sollten die Schmerzen nach Windexposition und nachts kommen, dann lutschen Sie 2x je 2 Globuli Aconitum napellus D30 im Abstand von ¼ Stunde und **zusätzlich**, beides nachts, wenn die Schmerzen akut sind, 1x 3 Globuli Gelsemium D30. Die Schmerzen lassen schnell nach und Sie können weiterschlafen.

Nahrungsmittelallergie

„Ich bin nur auf wenige Nahrungsmittel allergisch, z. B. auf Erdbeeren, Paprika und auf die meisten Nuss-Sorten, aber immer wieder passiert es, dass es mich am ganzen Körper juckt, und dann stellt sich doch jedesmal heraus, dass versteckt in einer Salatsoße oder einem süßen Quark Paprika oder Erdbeeren waren. Wenn das im Urlaub passiert, kann ich mir dann mit einer naturheilkundlichen Arznei helfen? Ich habe Angst, dass es in der Fremde passiert, dass die Allergie z. B. auch auf die Schleimhäute übergeht und ich keine Luft bekomme. Zuhause faste ich 24 Stunden und trinke viel, das genügt. Ich bin Diabetikerin."

Therapievorschlag I:
Zunächst ist angezeigt 1–3 Tage zu **fasten**, je nach Schwere des Krankheitsbildes, ausschließlich **Basentee** nach Dr. Rau zu sich nehmen (siehe S. 226).

Das **Wichtigste**:
0,5 ml Eigenurin, frisch gelassen, tief s.c. spritzen, meist nur einmalig nötig.

Oral:
Histamin D30 und Apis D200, jeweils 1x je 2 Globuli (einmalig)
Urtica urens D4, anfangs 4–5x je 1 Tablette pro Tag, danach 3x je 1 Tablette pro Tag, je nach Verlauf.

Injektionstherapie:
1 Amp. Psorinum Injeel, 1 Amp. Urtica Injeel und 1 Amp. Histamin Injeel alle drei zusammen aufziehen, i.v. spritzen, 1–2x pro Tag, bis der Ausschlag verschwunden ist.

Therapievorschlag II:
Injektionen:

Horvi-Enzym-Horvitrigon forte und Horvi-Enzym-Serpalgin – Mo., Mi., Fr., je 2 ml gleichzeitig, **getrennt**, i.m. oder tief s.c. injizieren.

Orale Medikationen:
Horvi-Nukleozym Comp. 8 und Horvi-Enzym-Psy 4 Comp. 1 – 3x täglich je 8 Tropfen, im Abstand von ca. 5–10 Minuten perlingual, **vor dem Essen**. Alle Tropfen mindestens 1 Minute im Mund behalten!
Horvi-Enzym-Horvitrigon forte liq. und Horvi-Enzym-Serpalgin liq. – an injektionsfreien Tagen, 3x täglich je 8 Tropfen, im Abstand von ca. 5–10 Minuten perlingual, einige Zeit **nach dem Essen**.

Migräne im Urlaub, meist 2 Tage nach Urlaubsbeginn

„Können Sie mir eine naturheilkundliche Arznei empfehlen, welche ich, Diabetiker, als Prophylaxe oder auch zur Therapie im Anfall nehmen kann? 2 Tag nach Urlaubsbeginn überfällt mich immer plötzlich ein Migräneanfall mit Sehstörung, mal auf dem rechten Auge, mal auf dem linken."

Verzichten Sie zwei Wochen vor Reiseantritt auf Milchprodukte, hauptsächlich Käse und Süßigkeiten. Reduzieren Sie die Salzzufuhr. Denken Sie an die Ableitung bzw. Ausleitung über den Darm. Kleine Einläufe 2x am Tag über einige Tage sind hilfreich (siehe S. 221).

Gegen die Schmerzen und als Prophylaxe hat sich folgende Arznei im täglichen Wechsel bewährt:
Spigelon Tropfen (Heel) nach Anweisung und Gelsemium D6, 4x je 1 Tablette pro Tag. Lymphomyosot Tropfen sollen zusätzlich Anwendung finden.

Im Anfall bei stärkeren Schmerzen können 3x je 8 Tropfen Serpalgin zum Einsatz kommen. Reiben Sie die betroffene Gesichtshälfte mit 4 Tropfen Rescue Remedy Tropfen mit ganz leichtem Druck ein oder tupfen Sie diese auf. Dieser Vorgang kann einige Male im Abstand von ½ Stunde wiederholt werden.

Anhang

Ganzkörperwaschung

Die Ganzkörperwaschung ist sehr zu empfehlen, da man diese ohne jeden Aufwand durchführen kann. Es ist eine milde Form der Kneipp'schen Wasseranwendungen. Die Anwendung erfolgt mit kaltem Wasser, so kalt wie möglich. Das kalte Wasser erfrischt, belebt und stabilisiert das vegetative Nervensystem. Der Kreislauf kommt in Schwung. Sowohl bei Bluthochdruck als auch bei niedrigem Blutdruck empfehle ich diese Anwendung. Die Ganzkörperwaschung dient der Immunmodulation.

Bei allen Kneipp'schen Wasseranwendungen werden die Selbstheilungskräfte angestoßen. Ohne diese gibt es keinerlei Heilung.

Einlauf

Sie füllen ein Gummiklistier mit ganz dünnem Kamillentee, 3 Tropfen Rescue Remedy (siehe Kapitel Bachblütentherapie) und 1 Prise Salz. Führen Sie es tief in den After ein und entleeren Sie es kräftig. Das kann 3x pro Tag wiederholt werden.

Kernseifen-Suppositorium

Schneiden Sie von der Kernseife ein Stück ab, bringen Sie es in die Form eines Suppositorium und glätten Sie die Kanten. Tauchen Sie es in Rescue Remedy Salbe. Dann führen Sie es tief in den After ein. Nach ca. 10–20 Minuten erfolgt die Stuhlentleerung. Eine Kernseifen-Suppositorium-Anwendung kann 3x pro Tag erfolgen, bei Kindern 1–3x.

Wadenwickel

Maria M. Kettenring empfiehlt 1 TL Meersalz mit 5 Tropfen Zitrone vermischt ins Wasser zu geben und damit die Baumwolltücher zu tränken. Man kann statt dessen auch Rescue Remedy Tropfen ins Wasser geben (ca. 10 Tropfen). Damit habe ich stets prima Erfolge gehabt. Wenn die Füße kalt sind, müssen Sie zuerst für warme Füße sorgen.

Bach-Blüten Rescue Remedy Tropfen – Eine kleine Wunderwaffe

Bei allen Ausnahmesituationen – bei Schmerzen, Krämpfen, Erschöpfung jeder Art, Kreislaufbeschwerden, Ohnmacht, Stress, Panikattacken, Überarbeitung, Übernächtigung, Schreck, Unfall, Wunden, Angstzuständen, Aufregung, völligem Durchdrehen – nehmen Sie 2–3 Tropfen im Abstand von 5–10 Minuten auf die Zunge (bei Ohnmacht können die Tropfen auch auf die Lippen geträufelt werden), solange bis Besserung eintritt, dann eventuell nochmals 2–3x pro Tag.

Hält die Belastung über mehrere Tage an, dann lassen Sie für einige Tage alle 1–2 Stunden 2 Tropfen auf der Zunge zerschmelzen.

Bei Wunden können Sie die Tropfen um die Wunde einreiben oder besser die Rescue Remedy Salbe verwenden.

Bei Prellungen werden die Tropfen eingerieben, bei Insektenstichen, Zeckenbissen u. ä. können die Tropfen sowie die Salbe Anwendung finden.

Die Hämatogene Oxidationstherapie (HOT)

Bei der Hämatogenen Oxydationstherapie (HOT) wird aus der Armvene 60–100 ml Blut entnommen, dies wird ungerinnbar gemacht. Durch Zugabe von medizinischem Sauerstoff entsteht eine Aufschäumung des Blutes, dies wird dann etwa 10 Minuten lang an einer Quecksilberlampe vorbeigeleitet. Die Aufschäumung dient der Oberflächenvergrößerung der einzelnen Erys und damit der besseren Sauerstoffaufnahme. Danach erfolgt die Reinfusion von etwa 10 Minuten. Insgesamt dauert die Behandlung 30–40 Minuten. Dies findet 1–3x/Woche statt. Eine Serie HOT bedeutet ungefähr 8 Sitzungen. 2x/Jahr, meist im Frühjahr und Herbst kommen die Serien zum Einsatz. Dies gilt, wenn es sich um Prophylaxen von Erkrankungen handelt. Bei bestehenden Krankheiten richtet sich die Dosierung nach der Art der Erkrankung und auch der Konstitution des Patienten.

Sauerstoffmangelzustände werden bei der HOT sowie bei der Ozonbehandlung therapiert, die Verbesserung der Fließeigenschaft des Blutes ist mit der durch Ozongabe vergleichbar. Ich habe in meiner Praxis bei chronischen Erkrankungen und Zirkulationsstörungen der kleinen Gefäße (Netzhaut, Niere) dem HOT den Vorzug gegeben.

In akuten Fällen, wenn es mehr um die großen Gefäße ging, habe ich eine Serie Ozon angesetzt. Bei dickem Blut und Stoffwechselentgleisungen – erhöhte Lipidwerte und Blutzuckeranstieg – bringen bei Therapien gute Erfolge.

Und das Wichtigste: Auch die HOT wirkt dem Gärungsstoffwechsel entgegen, welcher bei jeder chronischen Erkrankung vorhanden ist.

Eigenurintherapie

„Man trägt die eigene Apotheke in sich", das ist tatsächlich so. Die Eigenurintherapie regt die körpereigene Abwehr an. Selbstheilungskräfte werden mobilisiert. Frischer Urin ist nahezu steril; wenn Sie **keine Tierprodukte** essen, riecht und schmeckt Urin wie Gemüsebrühe.

Es finden sich sehr viele Inhaltsstoffe im Urin: Vitamine, Mineralien, Fermente, Salze, Harnsäure und viele mehr; laut Johann Abele sind es über 2000 Inhaltsstoffe.

Ich habe in meiner 50-jährigen Praxis den Urin ganz verschieden appliziert, teilweise als Injektion, oder auch als Trinkkur. Packungen, Wickel, Einläufe, Vaginalspülungen, Teilbäder und Ganzkörpereinreibungen kamen zum Einsatz. Beim Diabetes mellitus Typ II empfiehlt Johann Abele Harnfastenkuren und Ganzkörpereinreibungen mit verblüffenden Erfolgen.

Die Eigenurintherapie ist auch eine Reiztherapie und dient der Mesenchymentschlackung bzw. der Terrainsanierung durch Mobilisierung der Selbstheilungskräfte.

Entsäuerungsbad

Heißes Bad 30–40 °C. Der Patient steigt, schon während das Wasser einläuft, in die Wanne. Nach 10 Minuten wird dem Wasser NaH_2CO_3 zugegeben, solange bis mittels Indikatorpapier pH 8 eingestellt ist. Badezeit: 15 Minuten bis 1 Stunde, je nach Kreislaufbelastung. Nach dem Aussteigen wird der pH-Wert des Badewassers gemessen. An dem niedrigeren pH-Wert ist zu ersehen, wie viel Säure ausgeschieden wurde. Wenn Sie den pH-Wert nicht messen wollen, können Sie auch ca. 50 g Natron ins Wasser geben. Diese Bäder werden 2x pro Woche gemacht. Bei ganz starker Übersäuerung können diese auch an 3 aufeinander folgenden Tagen angewandt werden.

Kneipp-Kur – Wirkungsweise

Die heilende Wirkung des Wassers

Die Patienten suchen immer mehr nach natürlichen Heilmitteln. Die Wasserkur nach Kneipp verhütet Krankheiten und kann im Akutfall Heilungsprozesse unterstützen. Die Selbstheilungskräfte werden durch die Wasserkur mobilisiert, ohne Selbstheilung passiert in unserem Körper nichts. Ein erfahrener Kneipp-Arzt muss die Stärke und Anzahl der einzelnen Anwendungen bestimmen. Dies richtet sich nach der Konstitution des Patienten. Das Wasser hat Auswirkungen auf den Gesamtstoffwechsel. Das Wasser wirkt zwar zunächst auf der Haut, aber der ganze Organismus wird umgestimmt. Durch die Wasseranwendung auf der Haut lässt sich eine Tiefenwirkung feststellen. Hautsegmenten sind dabei innere Organe zugeordnet, die über das Nervensystem erreicht werden. So stehen z. B. die Haut der Arme und des Oberkörpers in enger Beziehung zu Lunge und Herz, die Haut in Höhe des 7. Brustwirbels bis zur Leistengegend abwärts ist den Verdauungsorganen zugeordnet usw.

Und eine ganz wichtige Feststellung ist folgender Satz: „Kleine Reize stärken die Lebenskraft, mittlere erhalten diese und starke Reize unterdrücken sie".

Die Behandlung mit dem Element Wasser muss in die Hände eines Kneipp-Arztes.

Kneipp'sches Augenbad

Das geht folgendermaßen vor sich: Man benutzt eine Schüssel, in der man das Gesicht einschließlich der Stirn eintauchen kann. Das Gesicht wird zum Atmen immer wieder aus dem Wasser genommen. Die Anwendung dauert einige Sekunden und kann 2–3 x wiederholt werden. Die Augen werden im Wasser einige Male geöffnet und wieder geschlossen. Das Wasser soll so kalt wie möglich sein. Warme Augenbäder sind nur dann angezeigt, wenn die Lider bzw. Gerstenkörner oder andere entzündliche Prozesse zu heilen sind.

„Wer die Augenbäder in gehörigen Zwischenräumen nimmt, etwa drei- bis viermal wöchentlich, der wird kaum je etwas mit den Augen zu tun haben und sich seine Sehkraft bis ins hohe Alter bewahren."

Sebastian Kneipp

Das kalte Armbad

Auch „Kneipp'scher Kaffee" genannt. So wird's gemacht: Das Waschbecken wird mit kaltem Wasser, möglichst brunnenfrisch, gefüllt. Dann wird erst der rechte Arm, dann der linke Arm in das Wasser eingetaucht. Das Wasser soll eine Handbreit über die Ellenbogen reichen. Die Arme und Finger sollen leicht bewegt werden. Dauer: ≈ ½ Minute und das Wasser anschließend nur abstreifen.

Vitamin C zur Immunmodulation

Therapieschema für Vit.-C Pascoe Infusionen

	1. Woche	2. Woche	3. Woche	4. Woche	5. Woche
MO	250 ml Nacl + 15 g VitC	250 ml Nacl + 15 g VitC	250 ml Nacl + 15 g VitC	250 ml Nacl + 15 g VitC	
DI			Pause		
MI		250 ml Nacl + 15 g VitC	250 ml Nacl + 15 g VitC	250 ml Nacl + 15 g VitC	250 ml Nacl + 15 g VitC
DO			Pause		
FR	250 ml Nacl + 15 g VitC	250 ml Nacl + 15 g VitC	250 ml Nacl + 15 g VitC	250 ml Nacl + 15 g VitC	
SA	Pause	Pause	Pause	Pause	Pause
SO	Pause	Pause	Pause	Pause	Pause

Rezepte

Basentee nach Dr. Rau

Rezept:

Gartenbohnen, Zucchini und Sellerie lässt man zu gleichen Teilen schonend köcheln, etwa 20 Minuten lang, vom Sud trinkt man einige Tassen über den Tag verteilt.
Der Säurestarre wird entgegengewirkt, die Schmerzen verschwinden.

Nierentee nach Dr. Müller

Rezept:

Folia Betulae
Hb. Solidaginis
Hb. Hernariae
Fol. Orthosiphonis ää ad 200,0

1 TL/Tasse von dieser Mischung mit kochendem Wasser übergießen, über Nacht ziehen lassen, 3–5 Tassen täglich trinken. Das Kochwasser muss richtig sprudeln, damit alle Stoffe gelöst werden.
Homöopathisch kommt bei Bedarf Natrium chloratum D6 bzw. Solidago virgaurea D6 in Frage.

Lebertee

Rezept:

Hb. Chelidonii 50,0
Hb. Cardui benedicti 50,0
Rx Taraxaci 50,0
Fl. Stoechados 50,0
Semen cardui mariae ad 300,00

1 TL pro Tasse mit kochendem Wasser übergießen, 3-5 Stunden ziehen lassen, 3 Tassen pro Tag trinken. Am besten lassen Sie diesen Tee auch über Nacht ziehen.

Man kann den Nierentee im täglichen Wechsel mit dem Lebertee trinken oder aber beide Sorten mischen und täglich trinken.

Gelenköl nach F. Viehauser

Rezept:

Oleum Pini. pumil. 30,0
Oleum Rosmarini 10,0
Oleum Spicae 10,0

Oleum Lavendulae Mont Blanc 10,0
Oleum Melissae rectific 20,0
M.d.s.: mehrfach täglich einreiben.

Tee bei Diabetes mellitus Typ II nach F. Viehauser

Rezept:

Fruct. Phaseoli sine semine cc.
Cort. Salicis cc.
Cort. Poterii spinosi rad. cc.
Fol. Myrtilli cc.
Herb. Agrimoniae cc.
Rad. Cichorii cc.
Flor. Crataegi tot.
Flor. Arnicae cc.
Flor. Stoechados tot.
Fol. Menthae pip. cc.
Fol. Melissae cc.

M. f. spec. d. s. 4 x je 1 Tasse pro Tag mit einem Teelöffel Zitronensaft trinken. Tee aufkochen und 5 Minuten ziehen lassen.

Diabetes Tee nach Dr. Müller

Rezept:

Fructus Phaseoli
Radix Taraxaci c. herba
Herba Galegae
Fol. Betulae
Herba Centauri .... āā ad 400,0

1 TL pro Tasse mit kochendem Wasser übergießen, über Nacht oder mindestens 5 Stunden ziehen lassen, 3–5 Tassen pro Tag trinken.

Blasentee nach Dr. Müller

Rezept:

Radix Levistici
Hb. Equiseti
Fl. Stoechados
Folia Uvae ursi
Fol. Myrtilli .... āā ad 200.0

1 TL pro Tasse mit kochendem Wasser übergießen, über Nacht oder mindestens 5 Stunden ziehen lassen, 3–5 Tassen pro Tag trinken, am besten warm.

Teekur nach Harald Krebs (ca. 5 Monate)

Rezept:

- Tee Nr. 1:

  Radix taraxaca cum Herba 15,0
  Fol. Myrtilli 30,0
  Hb. Potentilla aurea 20,0
  Geum alpinum 25,0
  Fol. rubi fruticosi 10,0

  M.f.spec. D. S. 4 gestrichene El mit 4 Tassen kochendem Wasser überbrühen, 10 Minuten ziehen lassen und in eine Thermoskanne gießen, dann Tee Nr. 2 hinzu gießen. ½ stündlich einen Schluck trinken.
- Tee Nr. 2:

  Frct. phaseoli sine Semine 150,0

  D. S. abends mit 1 ¼ Liter kaltem Wasser ansetzen und über Nacht stehen lassen und morgens bis auf ½ Liter Wasser einkochen, durchseihen und dem obigen Tee Nr. 1 hinzufügen.

Essener Brot

Das Essēner Brot, ein wunderbares Brot, das nicht säuert
– Das lebendige Vollkornbrot, gebacken nach einem Rezept der Essēner (Essäer) –

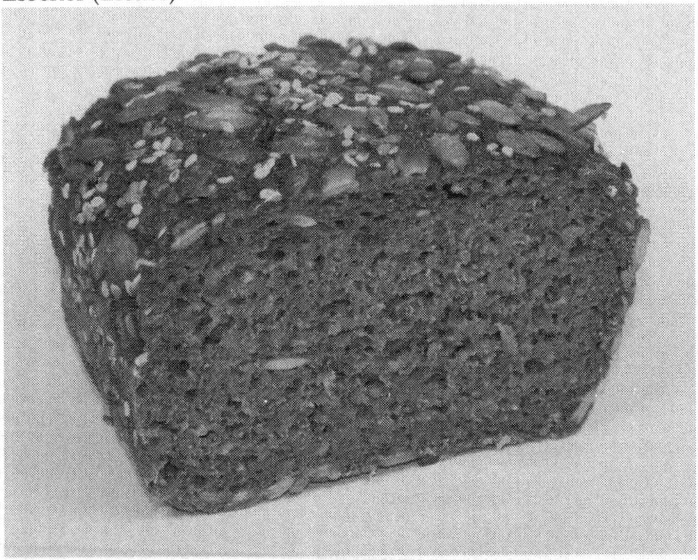

Alle Bestandteile aus kontrolliert biologischem Anbau: Weizen, Roggen, Hafer, Dinkel, Hirse, Leinsaat, Sesam, Sonnenblumenkerne, Honig und Meersalz. 60 % des Getreides (Weizen 100 %) und der Zutaten werden belebt, d. h. in levitiertem Wasser zum Quellen gebracht. Nach ca. 12 Stunden, bevor der Keim sich zeigt, wird das Quellgut mit einer Flockenwalze gequetscht. Vom runden Korn soll der Keimling nur angeregt werden, dadurch enthält er mehr Vitamine und Enzyme. Das Essēner-Brot wird mit Sauerteig und sehr wenig (ca. 1 Gramm) Hefeteig zubereitet. Ein Teil des Mahlgutes wird bei warmer Temperatur nur kurze Zeit angesäuert. Dadurch bildet sich dann überwiegend rechtsdrehende Milchsäure und keine Essigsäure. Auf alle Fälle ist das sich der Grund für den milden, gar nicht sauer ausgeprägten Geschmack dieses wunderbaren Brotes.

Vertrieb und Versand von Brot und Spezialitäten mit levitiertem Wasser, Yogi und Ayurvedischen Tees von Golden Temple, Strohmatratzen, Fachliteratur u.v.m.:
Horst Kröger
Unterkatzbach 3
D-83561 Ramerberg
☎ (08039) 408770, Fax 408771
Mobil: (0172) 9096474
`www.essener-brot.com`
Sollte das Brot bei Ihnen nicht zu bekommen sein, lassen Sie es sich zuschicken!

Frischkornbrei nach Dr. Bruker

3 Esslöffel Fünf- oder Sechskornmischung werden mittel bis grob geschrotet, 6 Esslöffel Wasser werden dazu gegeben, anschließend mindestens 5 Stunden quellen lassen, am besten über Nacht. Dann reibt man 1 Apfel und gibt diesen hinzu, zusätzlich **rohes** Obst nach Saison, außerdem 1 Esslöffel Sahne und einige Nüsse, am besten verschiedene Sorten. Die fettlöslichen Vitamine benötigen die Sahne, um ihre Wirkung zu entfalten.

Eine weitere Möglichkeit Rohgetreide in den Speiseplan einzubringen ist das Keimen von Getreide:
Man weicht 3 Esslöffel Bio-Körner, 6-Kornmischung, über Nacht ein, schüttet diese in ein Sieb und spült sie mit frischem Wasser ab und lässt sie anschließend abtropfen. Danach bleiben die Körner 2 Tage im Sieb und werden 2 x pro Tag mit Wasser überbraust. Am 3. Tag sehen Sie Keimlinge; die gekeimten Körner können Sie dann in Suppen geben, an den Salat oder in Soßen und cremige Nachspeisen. Das gekeimte Korn beinhaltet das Achtfache an Vitaminen gegenüber dem nicht gekeimten.

Und noch eine andere Möglichkeit, wenn Sie Abwechslung wünschen oder wenn es mal schnell gehen soll:
Besorgen Sie sich im Reformhaus oder im Bioladen eine Haferquetsche und rohen Nackthafer (dieser ist spelzenfrei). Der Nackthafer wird mittels Haferquetsche gepresst und sofort nach Zubereitung mit Zutaten wie beim Frischkornbrei verzehrt. Die Zubereitung mit rohem Hafer ist nicht durch Haferflocken zu

ersetzen, diese sind erhitzt und enthalten damit viel weniger Mineralien, Spurenelemente und Vitamine.
Der Frischkornbrei mit Hafer ist für Diabetiker gut geeignet.

Ozon als Prophylaxe und zur Therapie bei chronischen Erkrankungen

Ozon (O_3) ist Sauerstoff in „aktivierter" Form, bei seinem Zerfall entsteht „Sauerstoff in statu nascendi". Dieser ist sehr reaktionsfreudig und wird medizinisch bei Krebs sowohl zur Vorsorge als auch zur Behandlung und Nachbehandlung eingesetzt. Es geht hierbei um eine Reiztherapie. Es gibt verschiedene weitere Anwendungen, z. B. die Beutelbegasung bei Ulcus cruris, Ekzem, Mykosen, bakteriellen Infektionen, dann gibt es das ozonierte Olivenöl als Antimykotikum und zur Wundbehandlung bei Brandwunden geeignet etc., weiterhin gibt es das Ozonwasser für Vaginalspülungen bei Mykosen und sonstigen Infektionen und für Blasenspülungen, zum Gurgeln bei Infektionen im Mund, zum Trinken bei Colitis, außerdem gibt es die intracutane und intramuskuläre Injektion. Die „kleine Eigenblutbehandlung" ist hauptsächlich zur Umstimmung geeignet. Dabei wird Ozon mit Blut verschüttelt (ca. 10 Sek.) und anschließend in den Gesäßmuskel reinjiziert.

„Große Eigenbluttherapie" nach Wolff

Die „Große Eigenbluttherapie" nach Wolff hilft Alterskrankheiten, chronische Krankheiten und sogar Krebs zu verhüten. Eine Terrain-Sanierung findet statt.

Die Durchführung der „Großen Eigenblutbehandlung" nach Wolff:

Aus der Armvene werden 100–120 ml Blut in eine Vakuum-Flasche entnommen. Man gibt 10 ml Natriumcitrat dazu, um das Blut ungerinnbar zu machen, dann kommt das Ozongas dazu, die Menge richtet sich nach dem Krankheitsbild. Das Ozon-Blutgemisch wird verschüttelt, bis das Blut hellrot ist. Es wird dann sofort reinfundiert. Als Prophylaxe gegen Herzinfarkt, Schlaganfall, Thrombose, Hörsturz usw. wählen wir eine

Dosis zwischen 1000–3000 ug. 2x/Woche wird die „Große Eigenblutbehandlung" durchgeführt, insgesamt meist 10x, dies 2x/Jahr. Es kommt auf die Konstitution des Patienten an und ist abhängig vom Krankheitsgeschehen.

Diät nach Dr. Konrad Werthmann

Dr. Konrad Werthmann, Facharzt für Kinder- und Jugenheilkunde, Arzt für Allgemeinmedizin, A-5020 Salzburg

Diätanleitung für chronisch Kranke und Allergiker

Verboten:

1. KUHMILCH und ihre PRODUKTE
   Butter, Quark, Molke, Käse, SCHOKOLADE, herkömmliche Margarine, französisches Salatdressing
2. HÜHNEREI und seine PRODUKTE
   Kuchen, Torten, Knödel, Paniertes (Gebackenes), Mayonnaise, Pfannkuchen, Löffelbiskuits, chinesische Frühlingsrolle, Eierteigwaren, Kekse
3. NÜSSEMIX und ZELLULOSEBELASTUNG
   Hasel-, Walnüsse, Nutella, Nuss-Müsliriegel, Mandeln, Kokosnuß, grobkörnige Vollkornbrote, Kerne (Sonnenblumen-, Kürbis-, Pinienkerne), Frischobst, Frischgemüse, Frischsalat, Trockenobst, Rohkostsalate
4. HISTAMINBRINGER
   Dosenfische, Sardinen, Sardellen, Schweinefleisch, Speck, Hasen- und Kaninchenfleisch
5. NASENALLERGIKER (Nebenhöhlen, Pollinose, Dauerschnupfen)
   ZWIEBEL in jeder Form, SUPPENWÜRFEL, Schnittlauch, Knoblauch, Lauchgemüse, Senf, Ketchup
   SÄUREBRINGER (wie Zitrusfrüchte, Kiwi, Beerenobst)

Erlaubt:

1. Ersatz für KUHMILCH
   Für Säuglinge: Sojamilch MILUPA SOM (und -Brei) HUMANA SL (und -Brei), GALACTINA MAMMINA

Ältere Kinder/Erwachsene:
Sojamilch und Produkte: Sojadrink, Sojadessert, Sojadream (Schlagsahne), Sojacream (Sauerrahm)
Ziegenmilch und Produkte (immer ½ Milch - ½ Wasser): Ziegenjoghurt, -Butter, -Käse, -Quark
Schafmilch und Produkte – immer ½ Milch - ½ Wasser (aus Werthmann – Schaf- und Ziegenmilch:
Schafjoghurt, -Käse, -Butter, -Quark
Kuhmilchfreie Margarine:
ALSAN-S 250g, VITASIEG 500g, DIE GUTE EDEN 500g, SANOMIO 500g, VITAZELL 250g
Kochschokolade, Wassereis

2. Ersatzbindemittel für das Ei
   Pfeilwurzmehl, Mondamin, Maizena
   Ersatzeier, Puten-, Wachtel-, Gänse-, Enteneier
   Teigwaren: Original italienische Teigwaren, Hartweizengrießnudeln
3. Ersatz für den Nüssemix und die Zellulosebelastung
   GEKOCHTES Obst, GEKOCHTES Gemüse, GEKOCHTE Salate, Gegrillte Bananen
4. Ersatz für Histaminbringer
   Fische blau, gegrillt, Forellen, Saiblinge, (Karpfen oft zu fett), Scholle
   Schaf-, Rind-, Ziegen-, Lammfleisch, Puten, Hühner-, Gänse-, Entenfleisch
   Rinderhartwurst, Fohlenwurst, Schafwurst
   KARTOFFELN, Reis, Polenta

Die Eigenbluttherapie

Die Eigenbluttherapie geht auf F. Hoff zurück. Sie ist eine Reiz- bzw. Umstimmungstherapie. Der Körper beantwortet jeden Reiz. Die Gegenreaktion des Körpers fällt unterschiedlich aus, je nach dem wie stark der Reiz ist. Eine Zunahme der Immunkörper, eine Anhebung der allgemeinen Abwehrlage erfolgt, ist die Antwort auf die Eigenblutinjektion.

Das Blut fließt in den Gefäßen. Gelangt dieses außerhalb des Gefäßsystems, so treten Abwehrreaktionen des Körpers auf. Das entnommene

Blut, was Antigene, Toxine und eventuell auch bestimmte Bakterien enthält, wird durch die Reizinjektion vom Körper nicht mehr als körpereigen angesehen, sondern als Fremdkörper. Die Abwehrmechanismen werden in Gang gesetzt. Eine chronische Erkrankung wird in einen akuten Zustand zurückgeführt und kann somit heilen. Die Eigenbluttherapie ist mit anderen Naturheilverfahren sehr gut vereinbar. Die Selbstheilung wird angestoßen, ohne die es keine Heilung gibt.

Allgemeine Regeln zur Beachtung:

Wenn es um die Dosierung des Eigenblutes geht, muss man sich folgenden Grundsatz stets vor Augen halten: Es geht um die Arndt-Schulz-Regel, nämlich, dass schwache Reize die Lebenstätigkeit anfachen, dass mittelstarke diese hemmen und starke diese aufheben.

Ich habe das Eigenblut sowohl bei Akut-Erkrankungen als auch bei chronischen Leiden mit Erfolg eingesetzt.

Bei akuten Erkrankungen kann man täglich 1–3 ml (in seltenen Fällen 5 ml) an drei aufeinander folgenden Tagen injizieren; ich hatte bei fieberhaften Infekten, Cystitis, Bronchitis, Furunkeln und Abszessen gute Erfolge.

Bei chronischen Erkrankungen muss man dringend auf die Intervalle zwischen den einzelnen Behandlungen achten; das Eigenblut wird nur 2 x pro Woche appliziert, 5–10 Injektionen, dann weiterhin 1 x pro Woche und dann eventuell alle 14 Tage, je nach Verlauf der Erkrankung.

Bei alten oder geschwächten Patienten beginnt man mit 0,2ml, steigert auf 0,5ml, in der 3. Sitzung auf 0,8ml, in der 4. Sitzung auf 1,0ml und in der 5. Sitzung auf 1,5ml, dabei bleibt man dann.

Um die Reaktionsfähigkeit des Körpers nicht zu erschöpfen, sollte die Eigenblutkur einen bestimmten Zeitraum nicht überschreiten.

Man kann dem Eigenblut diverse Ampullen hinzufügen, je nach Krankheit.

Horvi-Enzym-Therapie

Dr. Waldemar Diesing ist nach jahrelanger Forschung die Enteiweißung tierischer Rohgifte von Schlangen, Spinnen, Kröten, Salamandern und Skorpionen gelungen. Aus den rohen Giften, die einen großen Eiweißanteil enthalten, der starke allergische Reaktionen auslösen kann, wird nur der Enzym-Wirkkomplex heraus gefiltert, der für die Behandlung in der Horvi Enzym-Therapie (HET) genutzt wird.

Bei HET handelt es sich um eine Enzym-Therapie. Trotz Enteiweißung wirkt dieser Enzym-Komplex ohne Einbußen, in der Naturmedizin hat man damit gute Erfolge, sogar dann, wenn andere Heilmethoden versagen. Die Erfolge mit der Horvi Enzym-Therapie sind verblüffend, es werden körpereigene Heilkräfte angestoßen sowie echte Heilungen in Gang gesetzt. Diese Therapie ist sehr gut mit der Homöopathie kombinierbar. Auch die Bachblüten-Therapie eignet sich gut zur Kombination. Diese Heilmethode kann sowohl als Prophylaxe als auch bei akuten Erkrankungen und zur Nachsorge eingesetzt werden.

Die sanum-Therapie

Die Behandlung mit sanum Arzneimitteln geht auf Prof. Enderlein zurück, er lebte zu Beginn des 20. Jahrhunderts. Er beschrieb, dass im Blut Mikroben existieren – durch die Dunkelfeldmikroskopie sichtbar gemacht, welche am Immunsystem beteiligt sind und vor allem für die Durchblutung, den Blutfluss verantwortlich sind. Nach Prof. Enderlein ist das Milieu ausschlaggebend, ob ein Organismus Selbstheilungskräfte entwickeln kann, die dann die Krankheit besiegen oder nicht. Ein ausgewogenes Säure-Base Gleichgewicht ist für einen gesunden Organismus unentbehrlich, Schwankungen des pH-Wertes im Blut in den alkalischen Bereich haben im Gewebe eine massive Übersäuerung zur Folge, diese fördert alle Zivilisationskrankheiten wie Rheuma, Diabetes mell., Hypertonie, Parodontose, chron. rez. Infekte usw. Die Ursache für Übersäuerung ist in der Eiweißmast zu suchen, außerdem ist der hohe Zuckerkonsum und der hohe Anteil an Weißmehl dafür verantwortlich. Eiweißreduzierung und Einschränkung von Zucker und Weißmehl tragen viel dazu bei, den gestörten Stoffwechsel wieder in Ordnung zu bringen.

Die **sanum-Therapie** verdient durch ihre Entgiftungsfunktion den Namen Milieu- und Regulationstherapie. Zur Wiederherstellung des intakten Säure-Base-Gleichgewichts und Mobilisierung der Selbstheilungskräfte hat die sanum-Therapie 3 wichtige Arzneien.

Als Erstes möchte ich **alkala „N"** nennen, es handelt sich um ein Basenpräparat, was die Übersäuerung zusammen mit der Ernährungsumstellung ausgleichen soll. Sobald die Ernährung beim Patienten dann erfolgreich umgestellt ist, versuche ich alkala „N" abzusetzen. Alkala „N" ist ein Pulver, es ist auch als alkala T (Tabl.) in der Apotheke zu beziehen.

Ein weiteres Mittel gegen die Übersäuerung ist **sanuvis**, welches Acidum L(+)-lacticum in verschiedenen Potenzen beinhaltet. Es sind niedere Potenzen D4 + D6, als mittlere Potenz D12 und auch 2 hohe Potenzen D30 + D200 zur Ausleitung toxischer Milchsäure enthalten. Sanuvis habe ich in meiner Praxistätigkeit häufig eingesetzt, die Fließeigenschaft vom Blut wird verbessert, es wirkt der Alkalose des Blutes entgegen. Sanuvis ist als Tropfen, Tabletten, Salbe und in Ampullenform in Apotheken erhältlich.

Störungen im Säure-Base-Haushalt können auch erfolgreich mit **Citrokehl**, der Zitronensäure, in verschiedenen Potenzen behandelt werden. Es ist für die Zellatmung ein sehr gutes Präparat. Dies ist in Ampullen, Tropfen und Tabl. erhältlich.

Einnahme der sanum-Bakterienpräparate

– Utilin, Utilin-S, Utilin-H, Recarcin, Latensin, Leptucin D6 (Propionibacterium avidum D6) –

Die Einnahme der Bakterienpräparate erfolgt auf nüchternen Magen, danach 4 Stunden nüchtern bleiben, d. h. entweder mitten in der Nacht, wenn Sie sowieso mal aufwachen, oder morgens nicht frühstücken und stattdessen das Präparat einnehmen. Eventuell auch ein sehr frühes Abendessen und nach 5–6 Stunden das Präparat vorm Zubettgehen einnehmen.

Liste der Bach-Blüten und ihre Bezifferung

1	Agrimony	Gemeiner Odermennig
2	Aspen	Espe / Zitterpappel
3	Beech	Rotbuche
4	Centaury	Tausendgüldenkraut
5	Cerato	Bleiwurz
6	Cherry Plum	Kirschpflaume
7	Chestnut Bud	Rosskastanienknospe
8	Chicory	Wegwarte
9	Clematis	Gewöhnliche Waldrebe
10	Crab Apple	Holzapfel
11	Elm	Englische Ulme
12	Gentian	Herbstenzian
13	Gorse	Stechginster
14	Heather	Schottisches Heidekraut
15	Holly	Europäische Stechpalme
16	Honeysuckle	Geißblatt
17	Hornbeam	Hainbuche
18	Impatiens	Springkraut
19	Larch	Europäische Lärche
20	Mimulus	Gefleckte Gauklerblume
21	Mustard	Ackersenf
22	Oak	Eiche
23	Olive	Ölbaum
24	Pine	Schottische Kiefer
25	Red Chestnut	Rote Kastanie
26	Rock Rose	Gelbes Sonnenröschen
27	Rock Water	Fels-Quellwasser
28	Scleranthus	einjähriger Knäuel
29	Star of Bethlehem	Doldiger Milchstern
30	Sweet Chestnut	Esskastanie / Edelkastanie
31	Vervain	Eisenkraut
32	Vine	Weinrebe
33	Walnut	Walnuss
34	Water Violet	Wasserfeder
35	White Chestnut	Weißblühende Rosskastanie
36	Wild Oat	Waldtrespe
37	Wild Rose	Hecken-Rose
38	Willow	Gelbe Weide
39	Rescue Remedy	Notfalltropfen

Anschriften und Bezugsquellen

Holomed

Bakterienpräparate,

Sanum-Präparate

Niederlande

Telefon 0031-541-292975

Fax 0031-541-292965

Sanum-Kehlbeck

GmbH & Co. KG

Sanum-Präparate Deutschland

Postfach

D-27316 Hoya

Telefon 04251-93520

Deutsches Service Büro

Horvi-Enzym-Präparate

Telefon 06835-50040

Fax 06835-500444

Medizinischer Beratungsservice

Telefon 08856-1254

MO – DO 9 – 12 Uhr

DHU – Deutsche Homöopathische Union

Einzelmittelhomöopathie

Pentarkane (Ptk)

Telefon 0721-409301

Fax 0721-4093113

vitOrgan

`https://vitorgan-shop.de/`

Phönix Laboratorium

spagyrisch-homöopathische Liquida

Telefon 07457-956060

Biologische Heilmittel Heel GmbH

Antihomotoxische Therapie (Heel)

Postfach 100349

76484 Baden-Baden

Telefon 07221-501111

Bach-Blüten in allen **Apotheken**

– Mischungen über Heilpraktiker-Rezept

– Stock Bottles über ärztliches Rezept

Madaus

Oligoplex-Präparate (Olplx)

Telefon 0221-89980

Fax 0221-8998701

Praxis Dr. Schöbe

Frischextracte, Beratung

Baden-Baden

Telefon 07221-38017

Fax 07221-38144

Kastner, Rastatt

Ozonöl, Laborbedarf

Telefon 07222-53005

Quellen

1. Harald Krebs: Eigenblut-Therapie, Methoden, Indikationen, Praxis, Urban und Fischer
2. Dr. med. Götz Blome: Das praktische Handbuch zur Bach-Blüten-Therapie
3. Maria M. Kettenring: Hausapotheke Ätherische Öle, Joy Verlag
4. Norbert Enders: Bewährte Anwendung der homöopathischen Arznei, 2. erweiterte Auflage
5. Dr. Yann Rougier und Marie Borrel: Natürliche Schmerzmittel
6. Tinus Smits: Das Impfschaden-Syndrom, Narayana Verlag
7. Susanne Franzen, Jörg Müller: Hypnose – heilen in Trance, ein Selbsthilfeprogramm
8. Horvi Enzy Med: Ganzheitlich behandeln mit der Horvi-Enzym-Therapie
9. Sebastian Kneipp: Meine Wasserkur
10. Peter Grunert: Diabetes ganzheitlich behandeln
11. Hien-Böhm: Diabetes-Handbuch, 5. Auflage
12. Dr. M. O. Bruker: Diabetes, emu-Verlag

Werdegang

Dr. med. Gertrud Grimm, Jahrgang 1946, Medizinstudium in Münster / Westf. und Heidelberg. Staatsexamen und Promotion an der medizinischen Fakultät der Universität Heidelberg.

Von 1974 bis 1999 in Kassenarztpraxis, anerkannter Landpraxis, in Biblis tätig; zunächst als Assistentin, seit 1978 selbst niedergelassen, in den ersten Jahren als praktische Ärztin, später als Fachärztin für Allgemeinmedizin.

Während der 25-jährigen Tätigkeit in der Kassenarztpraxis zusätzlich langjährige Ausbildung in naturheilkundlichen Therapien, später ausschließlich in klassischer Homöopathie. Verleihung der Zusatzbezeichnung „Homöopathie" von der Landesärztekammer Karlsruhe 1998.

Von 1999 bis 2009 in eigener homöopathischer Privatpraxis in Bensheim tätig. Anschließend bis März 2021 in Worms.

Index